U0958747

译文科学

科学有温度

PAUL A. OFFIT

DO YOU BELIEVE IN MAGIC?

你相信魔法吗？

替代医疗的故事

［美］保罗·奥菲特 著
周严 译

上海译文出版社

如果你相信魔法，跟我来。

——约翰·塞巴斯蒂安，《满匙爱》

致所有敢于宣称伪科学皇帝没有穿衣服的科学作家、科学倡导者和科学博主。

推荐序

大声说：伪科学皇帝没有穿衣服

李清晨（外科医生，业余科普作家）

这个世界上总是有很多人会选择那些没有证据的医疗方法，尽管现代医学的进步日新月异，可人们对主流的医疗反而产生了更多的不满。

对于医学技术的进步，听诊器的发明是一个有标志性意义的事件。从医生普遍使用听诊器开始，医患之间的距离就被渐渐拉远了。随着充满科技意味的各种诊疗手段不断出现，医患双方间涉及的仪器也越来越多，有时候病人就像工厂里一个待检修的配件在各个检查场所轮转。再往后，连做手术都能远程操控了，生死相托的术者与病人很有可能没见过面，也没有任何直接的身体接触。这样的医疗情形，确实很容易让病人感觉落入了一种被非人化对待的处境。

八十多年前，著名医史学家西格里斯特在《疾病的文化史》中写到，只要医学尚没有达到它彻底消灭疾病的目标，就始终会有患者希望出现奇迹，向宗教甚至是巫术寻求帮助。任何时候，只要医生低估了病源中以及治疗方法中的社会因素和心理因素，他就会在重视这些因素的牧师那里发现一位强有力的竞争对手。

这一观点简直就像先知的预言，西格里斯特所担忧的事正在许多地方发生——替代医学充分利用了人性的弱点，钻了现代医学的空子，给人类的健康大业带来了许多麻烦。

《你相信魔法吗？替代医学的故事》是一本全面审视这种怪现状的医学科普书，作者保罗·奥菲特以严谨的逻辑和特别翔实的证据，揭露了近一百年间先后活跃在美国社会的各种医疗骗局。不要以为这只是一本痛打落水狗的科普作品，书里打击的对象，有一些甚至直到现在也还没有落水。

比如本书第九章揭露的以所谓“抗瘤酮”治疗癌症的骗局，十三年前就差点儿在中国上演。万幸的是，该机构刚刚在网上夸大宣传时，就被中国的科普作者们写文章迎头痛击，我本人和几位朋友还收到了该机构的律师函。最后，国内的主流媒体也积极参与报道揭露其欺诈行径，挫败了他们试图在中国开展事业的企图。

而今，我又在这本书里读到这位老对手的故事，心中不免五味杂陈。我实在没想到，他们居然在美国仍然很活跃，事业甚至早就超出了肿瘤治疗的范畴，他们的机构还声称能治疗帕金森、艾滋病和神经纤维瘤。

1987 年美国医学史学会主席约翰·C. 伯纳姆写过一本《科学是怎样败给迷信的》（*How Superstition Won and Science Lost*），讲的是美国自 1830 年起的科学普及史，并认为科学总是会败给迷信。我当时还觉得作者的观点过于悲观了，等到读完《你相信魔法吗?》，我才意识到，可能是我从前对科学的力量过于乐观了。

比如本书里写到的膳食补充剂的历史，既往我们国内的读者可能都知道美国食品和药品监督管理局（FDA）对膳食补充剂的规定有别于药物，但很少有人知道这一奇葩规定是如何出炉的。尽管不断产生的证据提示，绝大多数情况下额外补充维生素对健康是有害的，但讽刺的是，2010 年美国维生素行业的销售总额达到 280 亿美元，而且这门生意一年比一年好。为什么大多数美国人并不知道大剂量补充维生素是不安全的，为什么 FDA 没有向公众发出警告？

作者认为，是金钱和政治扭曲了这一切。1994 年 5 月 11 日《膳食补充剂和健康教育法案》成为法律，从此这一类产品就可以不必证明其安全有效而向公众销售。想到膳食补充剂行业在 2012 年的销售额已经达到 340 亿美元，隔岸观火的我们，似乎也只能对美国民众遥表同情，尊重他们的选择了。

不过我们的情况也并不比美国好多少，因为中国自古以来就有进补这一思维。古代就有不少皇帝或文化名人死于滥服各种散或丹药，比如开创了元和中兴的唐宪宗，就是因为滥服丹药，以致喜怒无常，动辄杀人，弄得左右宦官人人自危，结果一代有为君主据说竟在中和殿被宦官所杀，卒年四十三岁。大诗人元稹，也是因为吃丹药中毒而暴卒，卒年五十三岁。中国古代的寻常百姓很少进补，倒不是因为他们更聪明，而是穷得根本顾不上，可进入现代社会以后，老百姓一旦吃饱了肚子，进补这一需求死灰复燃简直就是毫不意外的事。

膳食补充剂在中国有一个更具迷惑性的名字，保健品。近几十年来，这个行业里各路明星产品你方唱罢我登场，但这类产品的效果从来就没有得到过验证。因为从逻辑上讲，如果某种膳食补充剂或保健品能够被证明有某种确切的疗效，那么它们的身份就将变成药物。

本书还介绍了一部分美国“神医”的故事，这类故事在中国也都能找到相对应的人物，比如因为非法行医先后数次入狱的胡万林，他的故事肯定能在书里撑起一个章节。不过作者似乎对中国的情况不太了解，否则他也不会痛心疾首地认为“虽然很多古代疗法在美国广受欢迎但在其发源国却并非如此”，这大概也算是距离产生美的例子。

人言断人财路如杀人父母，写这种直截了当揭露本土医疗骗局的书，是需要极大勇气的，在人类所有的美好品质中，勇敢绝对是最稀缺的一类。他山之石可以攻玉，中美两国虽说国情迥异，人性却相差不多，面对疾病和死亡的威胁，所有人都有可能暴露出脆弱的一面，而那些倡导替代医学的野心家，正是瞄准了这一弱点。所以，他们总是能赢，总是能赚得盆满钵满。

但科学的力量从未任由他们胡作非为，科学写作就算不可能保护所有处在危险中的人，至少也不会让那些野心家赢得那么容易。

我从接到编辑的邀请到决定答应为本书写一篇推荐序，只花了两分钟，因为写在扉页上的那句话就已经让我泪流满面——致所有敢于宣称伪科学皇帝没有穿衣服的科学作家、科学倡导者和科学博主。

我们就是要继续大声对公众说：皇帝没有穿衣服。

目　录

序　言

审视替代医学

美国人热衷于替代医学。他们去看针灸师、整脊师或自然疗法医师来缓解疼痛。他们服用银杏来增强记忆力，或使用顺势疗法治疗流感，或服用大剂量维生素补充能量，或使用中药增强性能力，或使用印度香料增强免疫力。50%的美国人接受某种形式的替代医疗，其中10%将其用在他们的孩子身上。[①]这是一个年消费额达340亿美元的产业。我的朋友们也不例外。一位朋友使用冷激光疗法治疗过敏，另一位朋友服用一种名为欧斯洛可舒能的顺势疗法药物治疗感冒，第三位朋友则坚信针灸是缓解背痛的唯一方法。

此外，在1960年代被斥为边缘医学或非常规医学的替代医学如今已进入主流。医院提供膳食补充剂或聘请灵气治疗师为癌症患者服务，或者向医学生传授如何操纵治疗能量。2010年，对6 000家医院进行的一项调查发现，42%的医院提供某种形式的替代疗法。当被问及原因时，几乎所有医院都回答是“患者需求”。[②]大型制药公司也不甘寂寞。2012年2月27日，辉瑞收购了美国最大的高剂量维生素生产商之一的阿拉赛尔公司。[③]

替代疗法受欢迎的原因很好解释。人们认为主流医生既冷漠又专横，提供的疗法不顺应自然，且副作用难以承受。替代治疗师提供的是天然疗法，而非人工手段，是舒适感而非疏离感，是个体关注而非一刀切、公事公办的漠然。

同许多与现行医疗系统打过多年交道的人一样，我多数时候体验到的也是失望。

我生来就双足畸形。刚出生几小时，两只脚就被打上了石膏；左脚康复了，右脚却没有。五岁时，我的右脚接受了手术治疗；我是此类手术最早的病例之一，后来还被写进了医学杂志。好消息是，我的右脚不再别扭地下垂且内翻。坏消息是，我走路时总是有些疼痛。

在医学院就读期间，我曾自告奋勇参加了多发性硬化症协会举办的25英里（约40公里）徒步马拉松活动。活动完成后，我的脚疼得厉害，不得不拄了几天拐杖。我去看了骨科医生，他告诉我，我患上了严重的骨关节炎，我的X光片看起来像一个七十岁的老人。我才二十四岁。成年后的大部分时间里，我都在尝试常规的非麻醉性止痛药，但疼痛并没有缓解。

三十多岁时，我发现自己鼻子上有一个小黑点，比针尖大不了多少。我没理它。十二年后，妻子建议我把它切除。手术过程快速而无痛苦。几天后，皮肤科医生打来电话，告诉我一个坏消息。他收到了病理学家的报告。诊断结果是：转移性恶性黑色素瘤。一个死刑判决。

我慌了，立即打电话给病理学家。“这个诊断说不通，”我申辩道，“我怎么可能只在身体的一个部位上有转移性病变，而且十多年来都没什么变化？原发病灶在哪儿？也就是所谓的转移病灶扩散的源头在哪里？我岂不成了历史上未经治疗的转移性黑色素瘤患者中存活时间最长

---

① Widespread use of alternative therapies: M. Conley, "Vitamins and Vitamin Supplements: Use Increases in America," *ABC News*, April 13, 2011; A. Abdel-Rahman, N. Anyangwe, L. Carlacci, et al., "The Safety and Regulation of Natural Products Used as Foods and Food Ingredients," *Toxicological Sciences* 123 (2011): 333–348.

② Hospital survey of alternative therapies: S. Ananth, "2010 Complementary and Alternative Medicine Survey of Hospitals," Samueli Institute, Alexandria, Virginia.

③ Pfizer acquires Alacer: Press release, "Pfizer Acquires Alacer Corp., a Leading Vitamin Supplement Company," *Business Wire*, February 27, 2012.

的幸存者吗!?”病理学家表示同情，但不为所动。诊断结果就是这样。不过，如果我愿意，她可以把我的活检样本寄给全国最杰出的黑色素瘤专家：纽约市的一位皮肤病理学家。几周后，这位病理学家打电话告诉我他的诊断结果：转移性恶性黑色素瘤。他耐心地解释说，从恶性细胞的位置和外观来看，不可能是别的。

接下来的两年间，我定期前往宾夕法尼亚大学的皮肤科诊所，接受体检、胸部 X 光和血液检验，留意进一步转移的迹象。没有发现任何异常。而且，没有人能找出我所谓的黑色素瘤扩散的原发部位。他们都说这是一个谜。

后来，妻子（她也是医生）把我的活检样本发给了她的皮肤科医生朋友，她说我没有患上恶性黑色素瘤。真正的诊断是皮肤蓝痣综合征：一种很像黑色素瘤的良性疾病。这个结果让我很高兴。但两年来，我一直以为自己患上了绝症，心情如同炼狱。

五十岁出头时，我的左膝出现了剧烈的持续性疼痛，让我难以行走。忍无可忍之下，我去看了骨科医生，他的诊断是我的内侧半月板（膝盖的软骨，防止骨头之间相互摩擦）部分撕裂。他解释说，手术很简单，几天就能恢复。但手术后，我还没从麻醉中完全清醒时，就得知事情并没有那么简单。骨科医生解释说，我的问题不是半月板撕裂，而是膝盖骨后面的软骨脱落。我刚刚接受的不是膝关节小手术，而是微骨折手术，骨头上被钻了多个小孔。恢复期不是几天，而是一年。这个失误似乎并没有让骨科医生感到意外或不安，但我却深受困扰。

到五十几岁的时候，我开始出现这个年龄常见的前列腺增生症状。于是我开始和泌尿科医生打交道，这意味着我会定期检查前列腺特异抗原（PSA）水平。PSA 被认为是前列腺癌的预测指标。但是我读到的关于 PSA 的研究越多，就越意识到这并不是一个很好的预测指标。甚至前列腺活检也没什么道理。事实证明，大多数患有前列腺癌的男性死者，并不是死于前列腺癌。这意味着大多数患有前列腺癌的男性都接受了不必要的手术。手术非常残酷，导致很多人尿失禁和阳痿。所以，泌尿科医生在如何防治前列腺癌方面并没有达成共识。

在经历这些疾病之苦时，很多人给了我诸多建议。有些人甚至建议我放弃常规医学。他们说我应该服用锯棕榈来治疗前列腺，服用硫酸软骨素和氨基葡萄糖来治疗脚痛和膝关节痛——所有这些药物都无须处方就能买到。他们告诉我，我不应该去看骨科医生，我应该去看针灸师或整脊师。我也不应该去找泌尿科医生开处方药，我应该去找自然疗法医生，寻求更有机、更自然的治疗方法。他们劝我不要再那么相信现代医学，要彻底掌控自己的健康，远离这个明显有缺陷的医疗系统。

于是我到综合营养中心购买了锯棕榈、软骨素和氨基葡萄糖。但在服用之前，我查了一下是否有什么研究证实它们有效。这些研究规模庞大，结论一致，控制得当，执行严谨。结果清楚明了：锯棕榈不会缩小前列腺，软骨素和氨基葡萄糖也不能治疗关节疼痛。然后，我又读了一些关于针灸、自然疗法、顺势疗法和高剂量维生素的研究，结果也远没有朋友们说的那么神奇。有些疗法有效，大多数无效。而那些有效的疗法，它们起作用的方式才最令人惊讶。

也许最令人担忧的是，我发现替代疗法可能非常有害。整脊疗法会撕裂动脉，导致永久性瘫痪；针灸针会引发严重的病毒感染，或者进入肺部、肝脏或心脏；膳食补充剂会导致出血、精神病、肝功能障碍、心律失常、癫痫和脑水肿；一些高剂量维生素实际上会增加患癌风险，而不是降低。我的体会并不仅限于阅读医学期刊。作为我所在医院的治疗标准委员会的负责人，我了解到有一个孩子在服用了 90 多种不同的膳食补充剂后患上了严重的胰腺炎，还有一个孩子的父母坚持使用一种由人尿制成的替代疗法药物治疗癌症。

我从这一切中学到的是，尽管常规疗法可能令人失望，但对替代疗法也不应听之任之。我认识到，所有疗法都应该遵守同样高的循证标准；否则，我们就会继续被那些治疗者蒙骗，他们要求我们相信他们而不是相信无法支持其主张的科学。而这一切会在我们最脆弱、最愿意为治愈的承诺不惜一切代价的时候发生。

本书的目的是对替代医学领域进行批判性审视，将事实和传说区分开。因为事实上，并不存在什么传统医学、替代医学、补充医学、结合医学或整体医学。只有有效的医学和无效的医学。进行分辨的最好方法是仔细评估科学研究，而不是访问互联网聊天室、阅读杂志文章或与朋友交流。

引　言

拯救乔伊·霍夫鲍尔

他们年幼无助，求救无门，也无人相救

——W. H. 奥登，《阿喀琉斯之盾》

我对替代医学的最初认识，来自我在1970年代末担任儿科住院医师期间听到的一个故事。故事涉及一种流行的癌症替代疗法，叫作苦杏仁苷疗法。有些人读到下面的内容，可能会如释重负地以为这种事情在今天是不可能发生的——没有父母会这么做。但是，驱使这些父母做出这种事的每一个影响因素至今仍然存在；甚至可以说，比当时更不鲜见。

故事的主角是纽约州北部的一个小男孩。

1977年10月5日，乔伊·霍夫鲍尔向母亲抱怨自己脖子上长了一个肿块。肿块一直没有消掉，于是母亲带他去找家庭医生丹尼斯·沙尼翁，医生开了青霉素，但不起作用。肿块越长越大，沙尼翁将乔伊转诊给耳鼻喉专家阿瑟·科恩医生，科恩于10月25日在奥尔巴尼的圣彼得医院对肿块进行了活检。两天后，科恩给出了诊断结果：霍奇金病，一种淋巴系统的恶性肿瘤。乔伊当时七岁。[①]

虽然这是个不幸的消息，但其实乔伊的预后非常好。早在1970年代初，研究人员已经证明，放射疗法和化疗能让乔伊有95%的机会康复——如果治疗得当，乔伊可以健康地活到耄耋之年。[②]然而乔伊·霍夫鲍尔的康复之路绝非坦途。几周时间内，爆发了一场关于如何治疗乔伊以及由谁治疗的争端。一方是乔伊的父母、社会活动人士、媒体、约翰·伯奇协会和一位电影明星。另一方是癌症专家、参议员爱德华·肯尼迪、萨拉托加县社会服务部与美国食品和药品监督管理局（FDA）。这场争斗持续了三年。

当阿瑟·科恩得知乔伊患有霍奇金病时，他建议霍夫鲍尔夫妇去见一位癌症专家。这位专家将通过对肝脏和脾脏进行活检来确定乔伊癌症的进展程度。然后乔伊将接受放疗和使用普卡巴嗪、强的松、长春新碱和氮芥等药物进行化疗。科恩向霍夫鲍尔夫妇保证，他们的儿子生存概率很高。但是约翰和玛丽·霍夫鲍尔并不放心。他们听到放疗和化疗这样的词，害怕得不得了，脑海中浮现出脱发、呕吐、腹泻、贫血或者更糟糕的情景。他们相信一定有更好的方法来治疗他们的儿子——某种更自然的方法。因此，他们拒绝了科恩的建议，带着乔伊离开了圣彼得医院。1977 年 11 月 8 日，霍夫鲍尔夫妇带着儿子飞往牙买加蒙特哥湾的费尔菲尔德医疗诊所，接受了一种他们认为比科恩推荐的方法更温和、友好和合理的疗法：苦杏仁苷，一种由杏仁核制

---

① Joey Hofbauer: Lefkowitz, *Hofbauer*, A49 to A74; 411 N. Y. S. 2d 416; 393 N. E. 2d 1009.

② Treatment of Hodgkin's disease: E. C. Easson, M. H. Russell, "Cure of Hodgkin's Disease," *British Medical Journal* 1 (1963): 1704—1707; V. T. Devita, A. R. Secpick, P. P. Carbone, "Combination Chemotherapy in the Treatment of Advanced Hodgkin's Disease," *Annals of Internal Medicine* 73 (1970): 881-895; P. P. Carbonne, H. S. Kaplan, K. Musshoff, et al., "Report of the Committee on Hodgkin's Disease Staging Classification," *Cancer Research* 31 (1971): 1860—1861; S. A. Rosenberg, "Development of the Concept of Hodgkin's Disease as a Curable Illness: The American Experience," In: P. M. Mauch, J. O. Armitage, V. Diehl, R. T. Hoppe, L. M. Weiss (eds.), *Hodgkin's Disease*, Philadelphia: Lipincott Williams & Wilkins, 1999: 47 - 57; J. O. Armitage, "Current Concepts: Early Stage Hodgkin's Lymphoma," *New England Journal of Medicine* 363 (2010): 653-662.

成的天然药物。①

霍夫鲍尔夫妇飞往牙买加的当天，丹尼斯·沙尼翁给他们写了一封信：“亲爱的霍夫鲍尔先生和霍夫鲍尔太太，我曾多次请您提供医生的姓名和地址，以便我可以把［乔伊的］病历寄给他。我于11月4日星期五上午和11月7日星期一再次与霍夫鲍尔女士通话，但都没有得到答复。如果不进行治疗，［霍奇金］病往往是致命的。我再次请求您提供他现在的医生的姓名和地址，以确保［乔伊］得到合适的治疗。如果在11月10日星期四中午之前得不到答复，我们将采取以下行动：通知州卫生部、儿童保护机构和美国癌症协会。”② 当霍夫鲍尔夫妇前往牙买加时，沙尼翁兑现了他的警告，向儿童服务机构举报了他们。11月9日，纽约州萨拉托加县社会服务部指控约翰和玛丽·霍夫鲍尔夫妇疏于照顾，并计划将乔伊从家中带走。法律规定得很清楚：“在适用的情况下，如果父母或监护人未能尽到责任，可由国家向未成年人提供医疗服务。”③

1977年11月23日，霍夫鲍尔一家从牙买加归来。由于信件和电话沟通没有回应，11月29日，社会服务部的理查德·谢里丹和戴安娜·费顿在一名佩枪的基层警官陪同下来到了霍夫鲍尔家。谢里丹记得接下来发生的事情：“［霍夫鲍尔先生说］除非警官拔出枪来逮捕他，否则我们带不走他的孩子。”谢里丹告诉霍夫鲍尔，现在乔伊由纽约州负责照顾。谢里丹回忆道：“我告诉他已经开过了听证会，他说这是非法的，因为他没在场。我说这里不是讨论这个问题的地方，霍夫鲍尔先生大声吼道，这里正是讨论这个问题的地方，他要让所有人知道我们来夺走他

---

① Hofbauers reject Cohn's advice: Lefkowitz, *Hofbauer*, A49 to A74; 411 N. Y. S. 2d 416; 47 N. Y. 2d 648.

② Chagnon's letter to the Hofbauers: Lefkowitz, *Hofbauer*, A1546 to A1547.

③ States' rights in protection of a minor: 411 N. Y. S. 2d 416.

的儿子。”霍夫鲍尔坚信癌症专家只会伤害乔伊。谢里丹说：“他说我想带走他的儿子并毒害他。他说：‘你知道化疗是什么吗？那是氮芥毒气，就连在战争中使用都被宣布为非法的。’”①

事后，霍夫鲍尔夫妇态度缓和了。他们通过律师达成了协议。乔伊将被送往圣彼得医院，但签署了一项谅解，既不进行任何诊断检测，也不进行任何治疗——至少在家事法庭开庭审理此案之前不会这样做。乔伊从 11 月 29 日到 12 月 9 日一直住在圣彼得医院。②但是，约翰·霍夫鲍尔不能眼睁睁地看着自己的儿子得不到他认为能救命的药物。于是，他偷偷给乔伊服用了几剂苦杏仁苷，直到“我们被门口的武装警卫威胁，我们只好停止服用”。③

1977 年 12 月，乔伊·霍夫鲍尔的案件被转交给萨拉托加家事法庭的洛伦·N. 布朗法官，令儿童服务机构感到惊愕的是，他同意让霍夫鲍尔夫妇用苦杏仁苷对他们的儿子进行为期六个月的治疗。有一个条件：他们必须找到一位愿意这样做的持牌医生。“当时情况紧急，必须赶紧找到一位医生，”霍夫鲍尔回忆道，“因为每个人都要求知道我的医生是谁。”霍夫鲍尔先向西切斯特县的米尔顿·罗伯茨医生提出了请求。但罗伯茨担心这个案子“太棘手”，所以拒绝了。然后，霍夫鲍尔询问了纽约州纳亚克的精神科医生迈克尔·沙赫特。④沙赫特同意了，但前提是霍夫鲍尔夫妇签署一份免除他所有责任的同意书。“我同意接受迈克尔·B. 沙赫特医生的治疗，”同意书上写道，“我明白在可用的物质、药物或药品中，苦杏仁苷可能会被建议用于代谢支持的目的。主流医学的观点，包括美国食品和药品监督管理局和美国医学协会

---

① Sheridan regarding visit to the Hofbauers：Lefkowitz，*Hofbauer*，A1180 to A1181.

② Joey Hofbauer at St. Peters：Ibid.，A1031.

③ John Hofbauer regarding Laetrile at St. Peter's：Ibid.，A1043.

④ John Hofbauer searches for doctor：Ibid.，A1028.

（AMA）认为，这种物质在治疗任何疾病方面均没有已知价值……我了解与 FDA 和 AMA 有关的一些所谓权威人士声称，使用这种物质构成伪医学，是对美国公众的欺骗。我还了解到，美国的医生因使用这种物质在加利福尼亚州被起诉。我了解迈克尔·沙赫特博士不是癌症专家，对化疗、放疗或手术等规范的癌症治疗方式没有直接经验，也没有资质就这些治疗对我的病情的相对益处和风险向我提供建议。"① 1977 年 12 月 14 日，约翰和玛丽·霍夫鲍尔签署了迈克尔·沙赫特的同意书。

六个月后，即 1978 年 6 月，法庭将重新开庭，审查苦杏仁苷的疗效，并确定由谁监护乔伊·霍夫鲍尔：他的父母还是州政府。②

迈克尔·沙赫特在治疗中并不仅限于使用苦杏仁苷。在接下来的六个月里，他还给乔伊使用了生牛奶、生肝汁、鱼肝油、溏心蛋、被嗜血杆菌病毒感染的葡萄球菌噬菌体溶液、胰酶灌肠剂（会部分溶解结肠黏膜）、大剂量的维生素 A（会导致视力模糊、骨痛和头晕）、用于预防"原隐球菌"（一位名叫弗吉尼亚·利文斯顿的医生认为这种细菌能够引发各种癌症）的疫苗、素食、每日在 1 夸脱（946 毫升）水中加入三大汤匙普通咖啡进行灌肠（咖啡灌肠已经导致两起死亡③）、七次注射"自体疫苗"（由乔伊尿液中的细菌制成），以及沃布-马格斯酶（从猪身上提取的几种胰腺酶的组合）。④这些疗法都没有被批准用于人体，而且都直接违反了纽约州有关人体实验的法律。一位癌症专家后来在乔

① Schachter consent form: Lefkowitz, *Hofbauer*, A1271 to A1273.

② Judge Brown offers six-month extension: 411 N. Y. S. 2d 416; 393 N. E. 2d 1009.

③ Deaths from coffee enemas: J. W. Eisele, D. T. Reay, "Deaths Related to Coffee Enemas," *Journal of the American Medical Association* 244 (1980): 1608–1609.

④ Schachter's therapies: V. Herbert, "Laetrile: The Cult of Cyanide: Promoting Poison for Profit," *The American Journal of Clinical Nutrition* 32 (1979): 1149–1151; Lefkowitz, *Hofbauer*, A164.

伊的庭审中做证，称其为“巫医的饮食”①。

1978年6月，在乔伊接受非常规治疗六个月后，萨拉托加县社会服务部、迈克尔·沙赫特医生和几位癌症专家出席了布朗法官的庭审，以确定乔伊的癌症替代疗法是否有效。最严厉的证词来自约翰·霍顿，他是奥尔巴尼医学院的医学教授和医师委员会认证的癌症专家，最近对乔伊进行过检查。他说：“触摸颈部左侧，下颌角下有一个［巨大的］淋巴结”，“就在这个淋巴结下面，还有一个［大］淋巴结，一串淋巴结沿着脖子一直延伸到锁骨。”② 确诊时，乔伊·霍夫鲍尔只有一个肿大的淋巴结；现在有十七个。安东尼·塔尔塔利亚医生是一位经过医师委员会认证的血液病专家，还是圣彼得医院的内科主任，也为乔伊做了检查。他说：“毫无疑问，［乔伊的］霍奇金病进展程度比我12月份为他做检查时严重得多。”塔尔塔利亚补充说，乔伊接受的苦杏仁苷治疗“相当于没有接受任何治疗”。③

还有其他令人担忧的迹象。检测结果显示，乔伊的肝脏受损，很可能是由过量摄入维生素A引起的。此外，沙赫特似乎没有意识到乔伊的“偶尔恶心和腹部绞痛”可能是因为大量摄入苦杏仁苷导致的氰化物中毒，他从未检测过乔伊血液中的氰化物含量。④

迈克尔·沙赫特与检查过乔伊的癌症专家意见不同，他认为他的治疗方案是有效的。他说：“我认为他的情况非常非常好。”“我对颈部淋巴结不像其他医生那样担心。我感觉［苦杏仁苷和代谢疗法］将在未来的五到十五年内对医学实践发挥重大作用，因此我可以说治疗效果不仅

---

① “Witch doctor’s diet”: Lefkowitz, *Hofbauer*, A149.

② Horton testimony: Ibid., A811 to A872.

③ Tartaglia testimony: Ibid., A782 to A900.

④ Schachter’s indiscretions: V. Herbert, “Laetrile: The Cult of Cyanide: Promoting Poison for Profit,” *The American Journal of Clinical Nutrition* 32 (1979): 1149–1151.

不错，甚至是非常出色。”[1] 霍夫鲍尔夫妇请来了他们自己的专家队伍，具体来说，是苦杏仁苷产业的领军人物汉斯·霍费尔-扬克尔、苦杏仁苷的发明者小欧内斯特·克雷布斯以及在牙买加经营费尔菲尔德医疗诊所的马可·布朗。[2]1978 年 7 月 5 日，布朗法官做出了对父母有利的裁决，称他们“关心和爱护儿子”，而且沙赫特博士“持有合法执照”。[3]

虽然乔伊的癌症已经扩散到了颈部，但他的霍奇金病仍处于早期阶段。萨拉托加县社会服务部并没有放弃。还来得及。不幸的是，公众舆论开始倾向于支持苦杏仁苷，这让乔伊得到他所需要的药物来挽救生命变得越来越难。

1970 年代末，苦杏仁苷已不仅仅是一种药物，而是一场社会运动。

在加利福尼亚州洛斯阿尔托斯的罗伯特·布拉德福德的领导下，约翰·伯奇协会（一个致力于消除政府管制的极端保守组织）成立了癌症治疗自由选择委员会。到 1977 年，该委员会声称已拥有 500 个分会和 35 000 名会员。委员会成员的影响遍及《60 分钟》这样的热门电视节目、《新闻周刊》这样的杂志以及詹姆斯·柯克帕特里克这样的评论员，他们都在宣传苦杏仁苷的神奇功效。他们赤手空拳成功地策动了公众对这种药物的支持。[4]1976 年，阿拉斯加成为第一个将苦杏仁苷的生产和

---

① Schachter regarding Joey's progress: Lefkowitz, *Hofbauer*, A925 to A972.

② Laetrile promoters testifying at Hofbauer trial: V. Herbert, "Laetrile: The Cult of Cyanide: Promoting Poison for Profit," *The American Journal of Clinical Nutrition* 32 (1979): 1149–1151; L. J. Lefkowitz, Attorney General, State of New York, by D. K. McGivney, Esq., Appendix on Appeal "In the Matter of Joseph Hofbauer," State of New York Supreme Court, Appellate Division, Third Judicial Department, Index No. N-46-1164-77, May 17, 1978.

③ Judge Brown's verdict: 411 N. Y. S. 2d 416; 393 N. E. 2d 1009.

④ Influence of John Birch Society: Young, *American Health Quackery*, 218–228; Johnston, *Politics of Healing*, 237.

销售合法化的州；到 1978 年，已有十四个州效仿；到 1979 年，增加到二十一个州。大多数美国人赞成将苦杏仁苷合法化①；到 1980 年，苦杏仁苷已成为一个年产值达 10 亿美元的产业。②一场运动诞生了——这场运动很快会迎来一位当下最受欢迎的电影明星的参与。

1978 年的夏天，史蒂夫·麦奎因（主演过《大逃亡》《托马斯·克朗争夺案》《布利特》《燃情岁月》）开始持续咳嗽，体重下降。医生先是诊断他患有支气管炎，然后是行走性肺炎，接着是真菌感染。肺部活检发现了问题所在：间皮瘤，一种侵袭性肺癌。③得知自己罹患癌症，麦奎因入住了洛杉矶的塞达斯西奈医院，开始接受放射治疗和化疗，但效果不佳。医生告诉他，他只剩下两个月的生命了。④于是，麦奎因自行决定，选择到威廉·D. 凯利在墨西哥开设的诊所接受苦杏仁苷治疗。

凯利是一位个性张扬、魅力十足的替代疗法推广者。他出生于堪萨斯州的阿肯色城，曾在贝勒大学学习牙科，后来在得克萨斯州沃斯堡和格雷普文开设诊所。在那里凯利开展了邮购维生素业务。⑤与迈克尔·沙赫特一样，凯利也相信非特异性营养疗法可以治疗癌症。在凯利的指导下，麦奎因接受了苦杏仁苷、按摩、洗发、高剂量维生素、营养补充剂、整脊、高纤维饮食、杆菌 Z 提取物、羊胎素注射、酶植入以及每天两次的咖啡灌肠（营销名称为“凯利的咖啡”）——麦奎因每月花费 1

---

① States legalize Laetrile：I. J. Lerner，“Laetrile：A Lesson in Cancer Quackery，” *CA：Cancer Journal for Clinicians* 31（1981）：91–95.

② Laetrile a billion dollar business：V. Herbert，“Laetrile，” *New England Journal of Medicine* 307（1982）：119.

③ McQueen's illness：Lerner，*When Illness Goes Public*，141.

④ McQueen given no hope：Ibid.，143.

⑤ Kelley early career：S. Watson，K. MacKay，“McQueen's Holistic Medicine Man：Claims He Cured His Own Cancer with His Holistic Treatments，” *People*，October 20，1980.

万美元接受这些治疗（相当于今天的8万美元）。①

凯利利用麦奎因的名气推广苦杏仁苷。他在汤姆·斯奈德主持的全国电视节目《明天》上说："那些医生没有给他希望。但他的生存机会非常大。我全心全意相信这种治疗方法代表着癌症治疗的未来。温斯顿·丘吉尔推广了抗生素医疗，史蒂夫·麦奎因将在代谢疗法的推广上立下功勋。"②（丘吉尔是最早接受抗生素治疗的人之一。）麦奎因热情地呼应了凯利，他在墨西哥电视节目中说："墨西哥正在向世界展示这种通过非特异性代谢疗法来对抗癌症的新方法。感谢你们拯救了我的生命。愿上帝保佑你们所有人。"③

约翰·伯奇协会对媒体的操控和史蒂夫·麦奎因的著名案例影响了公众舆论。苦杏仁苷就这样进入了主流。1978年12月14日，萨拉托加县社会服务部对布朗法官六个月前的裁决提出上诉。该案提交给纽约第三区上诉法院的斯威尼法官，他维持了先前的判定："我们认为有充分的证据支持［布朗法官］审判庭的调查和判决。"④

乔伊·霍夫鲍尔将继续接受迈克尔·沙赫特的治疗。

萨拉托加县社会服务部仍可以再进行一次上诉，这也是挽救乔伊·霍夫鲍尔生命的最后机会。1979年7月10日将做出最终裁决。好在已经开始出现一些事件，这些事件很快会减弱公众对苦杏仁苷的热情。但乔伊的病情日益恶化；他的时间不多了。

1977年5月26日，《新英格兰医学杂志》的著名编辑弗朗茨·英格

---

① McQueen's treatment: Lerner, *When Illness Goes Public*, 147; "McQueen Treatment: Laetrile, Megavitamins, Animal Cells," *Associated Press*, October 10, 1980; C. Sandford, *McQueen: The Biography*, New York: Taylor Trade Publishing, 2001: 427.

② Kelley on *Tomorrow*: Ibid.

③ McQueen on Mexican television: Ibid., 435.

④ First Hofbauer appeal: 411 N. Y. S. 2d 416.

尔芬格发表了一篇题为《苦杏仁苷狂热症》的社论。英格尔芬格写道："作为一名癌症患者，我在任何情况下都不会服用苦杏仁苷。如果我的家人患有癌症，我会建议他们不要服用。如果我还在执业，我也不会向我的病人推荐它。"① 尽管英格尔芬格个人对苦杏仁苷持反对意见，但他建议进行一项确定性研究，以一劳永逸地解决争议。1979 年 12 月，美国食品和药品监督管理局授予了苦杏仁苷新药研究许可证，为研究打开了大门。这是 FDA 有史以来首次批准在人体内测试一种从未在实验动物身上证明有效的抗癌药物。②

当研究人员对英格尔芬格的苦杏仁苷研究进行设计时，还有一些为乔伊争取利益的活动在同时进行。1977 年 7 月，马萨诸塞州的参议员爱德华·肯尼迪举行了一次听证会，讨论苦杏仁苷的价值。代表该药物提供证词的有苦杏仁苷医生约翰·理查森、约翰·伯奇的罗伯特·布拉德福德和苦杏仁苷的发明者小欧内斯特·克雷布斯。肯尼迪不接受他们的说法，他说："没有一丝证据表明［苦杏仁苷］在治疗或预防癌症方面能带来任何希望。"马萨诸塞州的代表特伦斯·麦卡锡则更加直言不讳。"销售苦杏仁苷的人是骗子、说谎者和小偷。"他说。③

可惜，《新英格兰医学杂志》的编辑和爱德华·肯尼迪参议员的明确表态并没有让法院相信乔伊·霍夫鲍尔没有得到合适的治疗。1979 年 7 月 10 日，作为对萨拉托加县社会服务部最后上诉的回应，贾森法官裁定他"无法做出约瑟夫的父母未尽合理努力确保为他们的孩子提供可接

① Ingelfinger regarding Laetrile：F. J. Ingelfinger，"Laetrilomania，" *New England Journal of Medicine* 296（1977）：1167-1168.

② FDA approves Laetrile study："FDA OK's Testing Laetrile on Humans，" *Boston Globe*，January 4，1980；"U. S. Test of Laetrile on Humans Backed，" *New York Times*，January 4，1980.

③ Edward Kennedy hearing：Young，*American Health Quackery*，220；Young，*Medical Messiahs*，454-457；V. Herbert，"Laetrile：The Cult of Cyanide：Promoting Poison for Profit，" *The American Journal of Clinical Nutrition* 32（1979）：1137.

受的医疗护理的法律判断”。[1]这是乔伊·霍夫鲍尔接受所需的放化疗的最后机会。贾森仍然认为苦杏仁苷、咖啡灌肠、胰腺酶和由乔伊尿液中的细菌制成的“疫苗”是“可接受的医疗护理”。

1980 年 7 月 10 日，乔伊·霍夫鲍尔死于霍奇金病，癌细胞布满了他的肺部。迈克尔·沙赫特声称治疗取得了成功。他说：“身体的大部分要么没有被霍奇金病侵袭，要么受影响程度很小。”[2]

四个月后，美国最著名的苦杏仁苷代言人史蒂夫·麦奎因也去世了。麦奎因在墨西哥电视上露面后，他的老朋友克利夫·科尔曼去看望了他。“我走过去，看到一个瘦骨如柴的老人，”科尔曼回忆道，“他就像一具长着黑眼睛和蓬乱胡须的骷髅，瘫坐在扶手椅里。”麦奎因告诉科尔曼：“我再也受不了了。”[3]一个月后，麦奎因被送往得克萨斯州埃尔帕索的伊斯特伍德医疗中心，检查结果显示癌细胞已经从肺部扩散到腹部、肝脏和骨盆。几天后，1980 年 11 月 7 日，在切除腹部巨大肿瘤的手术中，史蒂夫·麦奎因死于心脏病发作。[4]

乔伊·霍夫鲍尔和史蒂夫·麦奎因去世一年后，梅奥诊所的癌症专家查尔斯·默特尔带领加州大学洛杉矶分校、亚利桑那大学和纽约斯隆-凯特琳研究中心的研究团队开展了弗朗茨·英格尔芬格提出的临床试验。他们用苦杏仁苷和高剂量维生素对 178 名癌症患者进行治疗，结果发现这种组合并不能治愈癌症或让病情好转或稳定。他们写道：“患者迅速死亡，中位生存期仅为 4.8 个月。”“必须得出结论，苦杏仁苷对治疗癌症没有实

---

① Jasen decision: 393 N. E. 2d 1009.

② Schachter regarding Hofbauer's death: W. Waggoner, "Boy, 10, in Laetrile Case Dies," *New York Times*, July 18, 1980.

③ Coleman visits McQueen: C. Sandford, *McQueen: The Biography*, New York: Taylor Trade Publishing, 2001: 438.

④ McQueen dies following surgery: Ibid., 442–443.

质性价值。开展进一步研究或在临床上使用这种疗法是不合理的。”研究人员还发现，有几名患者因服用苦杏仁苷出现氰化物中毒症状。①该研究结果发表后一年内，苦杏仁苷的销售量急剧下降。1987 年，FDA 禁止了苦杏仁苷的销售。②（苦杏仁苷仍可从墨西哥的诊所或通过非法途径从互联网上获取。近年来，出现了更多推销这种药物的网站。）

回过头看，拯救乔伊·霍夫鲍尔的最后的好机会出现在一次庭审中，且只有那一次庭审——洛伦·布朗法官的家事法庭上。那是唯一一次有癌症专家出庭作证。为乔伊辩护的律师们做足了功课。州政府推荐的这些医生和科学家发表过数百篇论文，撰写过关于霍奇金病的书籍章节，担任过专业协会的主席，领导过证明放疗和化疗价值的研究团队，在实验动物身上进行过证明苦杏仁苷无效且危险的研究，或担任过 FDA 的癌症治疗部门的领导。简言之，他们都是各自领域内最出色、最有成就的人。

霍夫鲍尔夫妇一方的医生和科学家也有几个共同特点：他们都没有获得肿瘤学、血液学或毒理学方面的认证；他们都没有在医学期刊上发表过论文；他们都没有给出任何合理的证据证明自己的疗法有效；大多数人甚至没有医院资源使用权。洛伦·布朗竟然支持霍夫鲍尔夫妇拒绝让他们的儿子接受经过验证的有效疗法，这实在是匪夷所思。不过，我们可以从庭审记录中找到解释。在题为“事实认定和法律结论”的部分，布朗写道：“本庭认为，代谢疗法在我们的社会中占有一席之地，我们希望，其倡导者已经站上了攻克癌症阶梯的第一级阶梯。”③ 洛

① Moertel study：C. G. Moertel，T. R. Fleming，J. Rubin，et al.，“A Clinical Trial of Amygdalin（Laetrile）in the Treatment of Human Cancer，” *New England Journal of Medicine* 306（1982）：201–206.

② FDA ban on Laetrile：Young，*American Health Quackery*，226.

③ Judge Brown’s Finding of Facts：Lefkowitz，*Hofbauer*，A0 to A17.

伦·布朗相信，他所在的萨拉托加县的小型家事法庭见证了一个奇迹——即将颠覆癌症治疗方式的一项突破。对布朗法官来说，苦杏仁苷和咖啡灌肠可以治疗乔伊·霍夫鲍尔的说法并不是一种观点，而是一种“事实认定”。

在布朗法官的法庭上的那一天，还有一种比迈克尔·沙赫特医生、小欧内斯特·克雷布斯等苦杏仁苷推广者或罗伯特·布拉德福德等政客更强大的力量损害着乔伊·霍夫鲍尔。在霍夫鲍尔的律师柯克帕特里克·迪林和癌症专家维克多·赫伯特之间的交流中揭示了这一点。迪林就骨粉的价值询问赫伯特。

> 迪林：钙是人体必需的营养物质吗？
>
> 赫伯特：是的。
>
> 迪林：你知道骨粉中含有大量的钙这个事实吗？
>
> 赫伯特：我知道服用骨粉是一种危险的不正规疗法，因为其含铅量高，有人因为服用骨粉而不是从牛奶和乳制品中摄入钙而死亡。
>
> 迪林：骨粉不是很容易买到吗？
>
> 赫伯特：当然，你们的组织就在鼓吹它。

迪林一时语塞。他的组织？赫伯特透露了一些当天法庭上大多数人都不知道的信息——到底是谁在为霍夫鲍尔夫妇的辩护支付费用。迪林回过神来，继续进攻。他说：“我想郑重声明，我很自豪能代表全国健康联盟（NHF），如果证人能注意一下自己的言论，我将不胜感激。”①

---

① Kirkpatrick Dilling and the NHF: Lefkowitz, *Hofbauer*, A184.

全国健康联盟是一个代表替代医学行业财务利益的组织。在乔伊案庭审时，这些疗法已经变得相当有利可图。柯克帕特里克·迪林是全国健康联盟的总法律顾问。面对这些强大的经济利益，乔伊·霍夫鲍尔绝无胜算。

迈克尔·沙赫特从未因乔伊·霍夫鲍尔之死被追究责任。相反，乔伊死后，沙赫特的事业蒸蒸日上，在纽约萨芬执掌着沙赫特补充医学中心。2010 年，一本宣传手册声称，他“利用正态分子精神病学、营养医学、心血管疾病螯合疗法和癌症替代疗法成功治疗了数千名患者”。①

乔伊·霍夫鲍尔的故事虽然极端，但展现了当下人们被替代疗法所吸引的诸多原因：对现代医学发自内心的不信任（约翰和玛丽·霍夫鲍尔不相信血液学家和肿瘤学家的建议）；认为高剂量的维生素意味着更健康（乔伊服用了高剂量维生素 A，对他造成了很大的伤害）；相信天然产品比主流疗法更安全（霍夫鲍尔夫妇更喜欢苦杏仁苷、胰腺酶、咖啡灌肠和生肝汁，而不是放射疗法和化疗）；被有蛊惑性的治疗师所吸引，他们的魅力掩盖了他们专业知识的匮乏（迈克尔·沙赫特是一名精神科医生，尽管他没有治疗癌症的专业知识，但他让霍夫鲍尔夫妇相信他能治愈他们的儿子）；名人背书的作用（史蒂夫·麦奎因是当时最受欢迎的电影明星之一）；也许最重要的是，一个利润丰厚的行业的无形影响力（柯克帕特里克·迪林的全国健康联盟至今仍然活跃，是影响国会为美国的 1 400 家替代疗法产品制造商提供特殊保护的许多游说团体之一）。

---

① Schachter brochure：“Schachter Center for Complementary and Alternative Medicine,” Two Executive Boulevard, Suite 202, Suffern, NY, obtained October , 2009.

第一部　对现代医学的不信任

第一章

老调重弹：梅米特和他的超级巨星

“哦，不，亲爱的。其实我是个非常好的人。我只是一个非常差劲的巫师。”

——《绿野仙踪》

很少有名人的知名度能超过奥普拉·温弗瑞。[①]在她多平台播出的脱口秀节目鼎盛时期，每周有超过 4 000 万观众观看，就在那时，奥普拉推出了一个人，此人很快成为美国最有名的替代医学推广者：《奥兹医生秀》的主播梅米特·奥兹。

与温弗瑞的节目一样，奥兹的节目也广受欢迎——每天有 400 多万人收看。原因不难理解。这也是为什么约翰·霍夫鲍尔和玛丽·霍夫鲍尔被迈克尔·沙赫特吸引，或者史蒂夫·麦奎因被威廉·凯利吸引的原因。奥兹认为现代医学不可信。我们应该回到那个医法自然、没有那么多人造技术干扰的时代。

表面上看，梅米特·奥兹似乎应该是最不会反对现代医学的人。

从哈佛大学、宾夕法尼亚大学医学院和沃顿商学院毕业后，奥兹在哥伦比亚大学医学中心一路平步青云，成为心血管外科的全职教授。他每年进行的手术多达 250 例，他撰写过 400 篇医学论文和书籍章节。他的六本书曾登上《纽约时报》畅销书排行榜。奥兹被《时代》杂志评选为“最具影响力的 100 人”，被世界经济论坛评选为“未来全球领袖”，被哈佛大学评选为“百位最具影响力的校友”，入选《时尚先生》杂志的“上智名单”，被《健康生活》杂志评选为“千禧医者”。他不仅有名气，他自己就是一个品牌（“美国医生”™）。

按常理，没有人比梅米特·奥兹更珍视现代医学的进步。他是一名心脏外科医生。他把人的心脏握在指掌中并进行修复。没有麻醉、抗生素、无菌技术和体外循环机器，奥兹无法做到这一点。然而在某个时刻，梅米特·奥兹让人意识到他并不是一个典型的心脏外科医生。在一次手术中，“奥兹跳上一个脚踏凳，凝视着病人的胸腔，说道：‘我早知道我们本该使用潜意识录音带。’”奥兹认为只做外科手术是不够的，成功还取决于挖掘患者的潜意识。操作体外循环机器的护士杰里·惠特沃斯目睹了这一幕，她也热衷于替代疗法。“几分钟后，我们停了下来，”惠特沃斯回忆道，“因为手术室里鸦雀无声。”大家都惊讶得说不出话来。奥兹、惠特沃斯后来和一群信徒秘密会面，讨论运作哥伦比亚心血管研究所和补充医疗计划的事情。“如果高层知道这些聚会的存在，”惠特沃斯回忆道，“他们早把我们解散了。”②

奥兹利用他的节目推广各种替代疗法，包括自然疗法、顺势疗法、针灸、抚触治疗、信仰疗法和整脊，甚至与死者沟通。要理解梅米特·奥兹的观点，我们需要先了解医学的发展历程。

人类在地球上生活了大约二十五万年。在过去的五千年里，医者一直在努力救治病人。不过在近两百年之前，他们的医术并不高明。

---

① Oprah Winfrey impact：W. Kosova，“Live Your Best Life Ever!” *Newsweek*, May 30, 2009；D. Gorksi，“The Oprah-Fication of Medicine,” www. sciencebasedmedicine. org/?p=497.

② Whitworth and Oz：H. Dreher，“Recite Your Mantra and Call Me in the Morning,” *New York Magazine*, http：//nymag. com/nymetro/health/features/2664/#ixzz0fds1lbrm.

起初，人们相信疾病是神的旨意。在公元前 1400 年左右的《出埃及记》中，因埃及人虐待希伯来人，上帝用包括疥疮和虱子在内的十种瘟疫惩罚他们。在公元前 900 年左右写就的荷马史诗《伊利亚特》中，阿波罗之神用一支点燃的箭引发了一场疾病，摧毁了阿喀琉斯的军队。在成书于公元前 500 年左右的《撒母耳记下》中，上帝让大卫从三种惩罚中选择一种来惩戒他的倨傲：七年饥荒、敌人逃遁三个月或三天瘟疫。大卫选择了瘟疫，而神也应允了他，77 000 人因此而死。因为疾病是上帝或众神造成的，所以治疗者是萨满、女巫和祭司，治疗方法是祈祷、护身符和献祭。

然后，从公元前 400 年的希腊医生希波克拉底开始，重心发生了变化。疾病不再被定义为超自然现象，而被认为是由体内的某种东西引起的；具体来说，是身体里液体不平衡所致，这种东西被称为体液。希波克拉底（医学之父）将这些体液命名为黄胆汁、黑胆汁、黏液和血液，将它们形容为四种颜色（黄色、黑色、白色和红色）、四种元素（火、土、水和空气）、四个季节（夏季、秋季、冬季和春季）、四个器官（脾脏、胆囊、肺和肝脏）和四种气质（胆汁质、抑郁质、黏液质和多血质）。因为疾病是由体液不平衡引起的，治疗手段旨在平衡体液，其中最重要的是放血、灌肠和催吐。疟疾不是由寄生虫引起的，而是由于夏季天气炎热，导致黄胆汁过多。癫痫不是由大脑活动异常引起的，而是因为过多的痰阻塞气管。癌症不是由细胞生长失控引起的，而是因为黑胆汁的淤积。炎症不是由强烈的免疫反应引起的，而是因为血液过多（因此需要放血）。

又过了两百年，即公元前 2 世纪，中国医学家也采纳了类似的概念，认为疾病的成因是能量失衡。中国医学家通过在皮肤下放置一系列细针（针灸）来治疗这种失衡。然而，由于中国医生被禁止解剖人体，他们不知道神经源于脊髓。因为他们根本不知道神经是什么，也不知道脊髓是什么，或者大脑是什么。于是，他们以可见的外在事物，比如河流和日落，来解释体内发生的事情。中国医生认为能量通过一系列从头到脚的纵向弧线（经络）流动，他们选择了十二这个数字，因为中国有十二条大河。为了释放他们称之为“元气”的生命能量，并恢复所谓的阴阳之间的正常平衡，他们沿这些经络将针刺入皮下。针灸穴位的数量由一年中的天数决定。不同的医生做法不同，针刺的深度最大可达 4 英寸（约 10 厘米），留针时间从几秒到几小时不等。

这种状况一直持续到 18 世纪末。医生继续秉持基于宗教的神灵干预观念、希腊的体液平衡观念或中国的能量平衡观念的疗法。（有些疗法，如泻药、针灸、芳香疗法、水晶疗法、灌肠、磁疗、水疗和信仰疗法至今仍在应用。）但是，在所有植根于古老信仰的疗法中，18 世纪最为常见且被普遍接受的是放血疗法。欧洲医生每月为病人放血两次。理发师也乐于为顾客放血（红白相间的理发杆代表着白色的绷带包裹着流血的手臂）。在美国，备受尊敬的费城医生、《独立宣言》签署人本杰明·拉什是放血疗法的忠实信徒。拉什的影响力极大，以至于当乔治·华盛顿患上会厌炎（位于气管顶部的组织瓣膜发炎）时，他的医生选择了放血，而不是能挽救他生命的气管切开术。呼吸困难的华盛顿被医生从身上抽取了 5 品脱（约 2 841 毫升）的血液——大约是他总血量的一半。1799 年 12 月 14 日，乔治·华盛顿，一个从天花和枪伤中幸存下来的人，死于放血引起的休克。①约翰斯·霍普金斯大学医院的创始人威廉·奥斯勒爵士的总结恰如其分：“18 世纪末的人类不比古希腊人懂得更多。”②

---

① Bloodletting：Shapiro，*Suckers*，10-11；Wanjek，*Bad Medicine*，7-10；McCoy，*Quack*，25-27；Singh and Ernst，*Trick or Treatment*，7-14；D. Morens，“Death of a President，” *New England Journal of Medicine* 341（1999）：1845-1849.

② Osler regarding bloodletting：Young，*Toadstool*，4.

然后，医学向前迈进了一大步。医学家们不再相信疾病是神灵的意志或体液失衡的问题，而是用生物化学和生物物理的术语定义疾病。这场医学思想的革命集中体现在几个决定性的时刻：

1796 年，在英格兰南部工作的乡村医生爱德华·詹纳发现，他可以通过为人们接种牛痘来预防天花，两种病毒有关联。詹纳的疫苗让天花从地球上消失，这是一种曾导致多达 5 亿人死亡的疾病。通过无须付出实际感染的代价即可诱导出自然感染后产生的免疫力，疫苗大大降低了狂犬病、白喉、破伤风、脊髓灰质炎、麻疹、风疹、肝炎、水痘、轮状病毒、流感、黄热病、伤寒和脑膜炎的死亡率。

1854 年，英国医生约翰·斯诺对伦敦暴发的霍乱疫情进行了调查，病毒已造成 600 多人死亡。斯诺追踪到问题的源头：布罗德街上的一个水泵。拆除水泵把手后，疫情解除了。斯诺的观察推动了流行病学和拯救生命的卫生计划的发展。

1876 年，德国医生罗伯特·科赫分离出了引起炭疽病的细菌。知道特定细菌会导致特定疾病后，科学家们就可以找到治疗它们的方法。

1928 年，苏格兰生物学家亚历山大·弗莱明注意到培养基中生长的一种霉菌（青霉菌）正在排出一种能杀死周围细菌的物质。他称之为青霉素。曾经致命的疾病现在可以治疗了。

1944 年，美国科学家奥斯瓦尔德·艾弗里发现 DNA 是基因和染色体的组成物质，使得像镰状细胞病和囊性纤维化这样的疾病可以用遗传学的术语来定义。

不过，在詹纳的天花疫苗问世五十年之前，对医学思想做出最大贡献的却是一位寂寂无名的苏格兰外科医生。1746 年，詹姆斯·林德登上英国皇家海军“索尔兹伯里号”，决心找到治疗坏血病的方法。坏血病是一种在水手中常见的疾病，会导致出血、贫血、牙龈软化、牙齿脱落、肾衰竭、癫痫发作，偶尔还会导致死亡。林德将十二名水手分成六组，每组两人。其中一组每天服用1夸脱苹果酒；第二组每天服用三次，每次二十五滴硫酸药剂；第三组每天服用三次，每次两勺醋；第四组每天服用1品脱海水；第五组每天服用大蒜、芥末、莱菔和没药树胶；第六组每天食用两个橘子和一个柠檬。林德发现只有水果能治疗坏血病。五十年后的1795年，英国海军部下令为水手每天配发一份青柠汁，坏血病从此消失了。①（自那以后，“酸橙人”成了“英国佬”的代称。）

尽管林德已经证明橘子和柠檬可以治疗坏血病，但他并不知道原因何在。直到20世纪初，一位名叫阿尔伯特·森特-焦耳吉的匈牙利生物化学家分离出一种后来被称为维生素C或抗坏血酸的物质。林德的研究具有划时代的意义，因为它是史上第一个前瞻性的对照实验，为循证医学铺平了道路。人们不再需要相信或者不信某些疗法，他们可以对其进行试验。

疫苗、抗生素、卫生设施、净化的饮用水和更好的卫生条件让人类可以活得更长。20世纪初，死亡人口中37%是儿童，只有12%是老人。到了世纪末，比例发生了逆转：儿童和老人分别为0.8%和64%——美国人的寿命增加了三十年。②寿命的增长并不是因为医者平衡了体液、恢复了正气或向神灵献祭，而是因为我们终于了解了疾病的成因以及如何治疗或预防它们。

---

① James Lind and scurvy: Singh and Ernst, *Trick or Treatment*, 14-24.

② Longevity data: Tallis, *Hippocratic Oaths*, 22; National Center for Health Statistics, "Health, United States, 2010: With Special Feature on Death and Dying," Hyattsville, MD: CDC, National Center for Health Statistics, 2011. Available at http://www.cdc.gov/nchs/hus.htm.

从某种意义上说，《奥兹医生秀》是一次医学史的回溯之旅，从我们对疾病起因的最原始概念——超自然力量开始。

2011 年 2 月，梅米特·奥兹把伊萨姆·内梅医生请到他的节目上。内梅是一位信仰治疗师。他相信人们可以通过祈祷治愈疾病。内梅的成功案例之一凯茜讲述了自己的故事。“我病得很厉害，”她回忆道，“我咳血，呼吸不畅，左肺里有一个肿块。”奥兹向观众展示了凯茜的 CT 扫描结果，显示了一个令人担忧的小肿块。诊断结果是肺癌。凯茜继续说：“我去看了内梅医生。在两个小时的就诊时间里，我们相互交谈，一起祈祷。突然，我深吸了一口气。然后我继续呼吸。我简直不敢相信自己吸入了这么多空气。我感觉好极了。”就这样，凯茜的癌症消失了。第二次 CT 扫描证明她的肺部恢复了正常。无须化疗。无须放疗。只需祈祷。奇迹出现了。

不幸的是，凯茜的故事有几个前后矛盾之处。首先：她的医生从未进行过活检，仅通过 CT 扫描就做出了诊断。这是不应该的。因为感染也可能会看起来很像癌症，而且感染的治疗方法也不同，所以必须进行活检。其次，仔细观察凯茜的 CT 扫描结果，会发现肿块边缘粗糙，更符合炎症（见于细菌感染），而不是癌症（通常边缘光滑）。凯茜很有可能患上了轻度的细菌性肺炎，无需使用抗生素即可自行痊愈，这种情况很常见。奥兹的观众，却被灌输了仅凭祈祷就可以治愈癌症的观念。①（萧伯纳在参观卢尔德圣地后对信仰疗法的局限性发表了评论。“都是些手杖、支具和拐杖，”他写道，“玻璃眼、木腿或假发却一个都没见到。”）

---

① Dr. Nemeh on Oz show：http：//www.doctoroz.com/videos/man-faith-healer-pt－1；http：//www.doctoroz.com/videos/man-faith-healer-pt－2；http：//www.doctoroz.com/videos/man-faith-healer-pt－3.

奥兹在手术过程中也践行对超自然力量的信奉，他做的手术似乎与其他外科医生的一样，只有一个例外：在场的还有抚触治疗师帕梅拉·迈尔斯。迈尔斯声称，她可以察觉到人体能量场，并通过操纵能量场来治愈病人。①奥兹从未对迈尔斯的说法进行过测试，而这并不难做到。事实上，几年前艾米莉·罗莎就进行过一项由她自己设计、实施并进行分析的研究。

罗莎让二十一位抚触治疗师坐在一个底部有两个孔洞的大隔板后面，她看不到他们，他们也看不到她。然后，她要求治疗师手掌朝上，穿过孔洞。罗莎通过抛硬币选择将自己的手放在治疗师右手或左手的上方不远处，让他们指出她选中的那只手。如果治疗师真的能感觉到艾米莉的能量场，他们选对的几率应该是 100%；否则只有 50% 的几率选对。罗莎发现，治疗师选择的正确率为 44%——与随意猜测无异。她得出结论："他们未能证实治疗性抚触最基本的主张，这就是无可辩驳的证据，证明［他们所相信的］是毫无根据的，因此进一步进行专业应用也是不合理的。"

1999 年，艾米莉·罗莎在《美国医学会杂志》（*JAMA*）上发表了她的论文，题为《对抚触治疗的深入观察》。与梅米特·奥兹不同，罗莎不是心血管外科医生。事实上，她从未从医学院毕业，也没有读完大学，或者高中，或者初中，或者小学。在写论文的过程中，她请求自己的妈妈，一位护士，给予她帮助。因为艾米莉只有九岁。她的实验是科罗拉多州福克林斯堡市一个四年级科学展的参展项目。

艾米莉没有赢得科学展的奖项。"在我们的课堂上没人把这当回事，" 2009 年毕业于科罗拉多大学丹佛分校的罗莎回忆说，"我给几位老师看过，但他们真的不感兴趣，这让我很难过。"艾米莉的母亲琳达

---

① Pamela Miles：P. Miles，*Reiki：A Comprehensive Guide*，New York：Penguin，2006：32.

回忆道："有些老师在中午时段接受抚触治疗。他们没有把这个项目推荐给地区科学展。这个研究在学校里反响并不好。" 然而，新闻界对此有不同的看法。艾米莉出现在ABC、CBS、NBC和PBS的新闻节目中，并在约翰·斯托塞尔、BBC、福克斯、CNN、MSNBC、尼克新闻、《巴西思想》、《科学美国人前沿》、探索频道、ABC广播、NPR的《面面俱到》节目、《今日秀》和《我有一个秘密》等特别节目中亮相。她的故事被美联社、国际联合通讯社、路透社、《时代》和《人物》杂志报道，并登上《纽约时报》和《洛杉矶时报》的头版。当她只有十一岁时，罗莎在哈佛大学代替缺席的多洛雷斯·克里格发表了演讲，克里格是抚触治疗的发明者，也是哈佛大学搞笑诺贝尔奖得主，她声称人体能量场感觉像"温暖的果冻或温暖的泡沫"。第二天，艾米莉又在麻省理工学院用在哈佛的讲稿进行了演讲。艾米莉·罗莎被列入吉尼斯世界纪录，成为在同行评审的医学或科学期刊上发表论文的年纪最小的人。①

梅米特·奥兹对超自然力量的迷恋并没有止步于信仰疗法和抚触治疗。后来，在他选择约翰·爱德华到节目上对观众进行宣讲时，奥兹踏入了迷信世界。

爱德华是一位与死者交流的灵媒（就像电影《鬼灵》中乌比·戈德堡的角色，只是没有水晶球和长袍）。奥兹在一期名为《通灵者是新的治疗师吗?》的节目中邀请了爱德华。"我们收到的参加这个节目的请求比以往任何节目都多，"奥兹兴奋地说，"比减肥、癌症、心脏病都

---

① Emily Rosa and therapeutic touch: L. Rosa, E. Rosa, L. Sarner, S. Barrett, "A Closer Look at Therapeutic Touch," *Journal of the American Medical Association* 279 (1998): 1005–1010; G. Kolata, "A Child's Paper Poses a Medical Challenge," *New York Times*, April 1, 1998; M. D. Lemonick, "Emily's Little Experiment," *Time*, April 13, 1998; D. Kreiger, "Accepting Your Power to Heal," Bear & Company Publishing, Santa Fe, New Mexico, 1993; Interview with Emily Rosa, Linda Rosa, and Larry Sarner, September 23, 2011.

多。主题？你相信我们能与死者交流吗？”奥兹解释说，爱德华帮助了成千上万的人与过世的亲人交流。“与灵媒交谈极具疗效”，爱德华说。奥兹对超自然的信仰源自他在手术室的经历：“作为一名心脏外科医生，我目睹过一些与生死相关的事情，我无法解释，科学也无法解释。”对于梅米特·奥兹来说，约翰·爱德华拥有一种科学无法企及的天赋。“我想让你知道，你的妈妈还好，”爱德华告诉一位观众，“有条狗陪着她。”①

尽管梅米特·奥兹相信爱德华的超能力，但舞台魔术师詹姆斯·兰迪却不相信。兰迪曾在强尼·卡森主持的《今夜秀》以及《潘恩与特勒：一派胡言》节目中露面。1986 年，在获得麦克阿瑟基金会天才奖后，兰迪决定用这笔钱揭露通灵术。他悬赏 100 万美元寻找任何能够证明超常规、超自然或神秘力量的人。爱德华从未回应过兰迪的挑战。

按照詹姆斯·兰迪的说法，像约翰·爱德华这样的灵媒会使用两种基本策略：“热读”，即利用作秀开始前从观众那里获得的信息；“冷读”，即在作秀过程中获取信息。兰迪称这种做法为“遗属诈骗”。要识破爱德华的骗局并不难。当他的解读出现错误时，爱德华会声称自己被来自不同家庭的“能量”所干扰。当他猜错的次数太多时，会声称“能量”正在减弱。②奥兹要么非常信任爱德华，要么极度天真，要么只是为了增加广告收入而迎合易受骗的公众，他从未质疑过爱德华的特殊天赋。“当你开始听到声音时会发生什么？”他热情洋溢地说道。③

---

① John Edward on Oz show：http：//www. doctoroz. com/videos/are-psychics-new-therapists-pt-1；http：//doctoroz. com/videos/are-psychics-new-therapists-pt-2；http：//doctoroz. com/videos/are-psychics-new-therapists-pt-3.

② Edward's psychic strategies：http：//scienceblogs. com/insolence/2011/03/when_faith_healing_isnt_enough_woo_for_d. php.

③ Oz regarding Edward's powers：http：//www. doctoroz. com/videos/are-psychics-new-therapists-pt-1；http：//doctoroz. com/videos/are-psychics-new-therapists-pt-2；http：//doctoroz. com/videos/are-psychics-new-therapists-pt-3.

宣扬过来自《圣经·旧约》时代、基于“超自然力量导致疾病”理念的治疗方法后，梅米特·奥兹将时间快进了一千年，介绍了源于古希腊、中国和印度的自然疗法，其中有两个人被他称为“替代医学的超级巨星”：安德鲁·威尔和迪帕克·乔普拉。两人推荐了各种疗法（如针灸、植物、草药、精油和香料），这些疗法的初衷是平衡体液和恢复能量。

安德鲁·威尔是一个秃顶、略微肥胖、留着白胡子的男人，举手投足有种大师风范。威尔毕业于哈佛大学和哈佛医学院，曾在旧金山的锡安山医院实习，该医院毗邻海特·阿什伯里，那里是1960年代嬉皮士反主流文化的中心地带。威尔秉承肯·凯西（汤姆·沃尔夫的《电光酷爱酸试验》的主人公）的精神，选择研究致幻药物。1972年，他出版了自己的第一本书《自然心灵》，在书中，他声称致幻剂可以“解锁”大脑，并在题为“斯通斯维尔之旅”的章节中指出，“嗑药”后的思维会让人更有洞察力。他甚至赞美精神病。他写道：“每个精神病患者都是潜在的圣人或医者。我几乎想把精神病患者称为我们物种的进化先锋。”

在国立卫生研究院完成为期两年的项目的一年后，威尔继续宣扬他的理念，即致幻药物对人体有益。1983年，他撰写了《从巧克力到吗啡：关于致幻药物的一切》（威尔的名字被用来命名一种致幻蘑菇，威尔氏魔蘑菇）。但威尔被神化的巅峰是1996年，在那年出版的《自发性疗愈》一书中，他声称健康和疾病“展现的是善与恶，需要宗教和哲学的帮助来理解，并需要借助魔法技巧进行操控”。公众对此津津乐道。威尔的演讲座无虚席，并经常出现在奥普拉和拉里·金的直播节目中。他的书成为国际畅销书，他的面孔两次登上《时代》杂志的封面。《出版者周刊》将威尔描述为“美国最知名的辅助医疗医生”，《旧金山纪事报》将其称为“替代医学的大师”，《时代》杂志称其为“自然先生”，他在自己的书里自称为“美国最值得信赖的医学专家”。安德鲁·威尔是美国最著名、最有影响力的替代疗法医师之一。①

梅米特·奥兹的另一位“超级巨星”是迪帕克·乔普拉。乔普拉在新德里出生和长大，就读于全印度医学科学研究所，后来移居美国，完成了内科和内分泌学的住院医生培训。作为新英格兰医疗中心的首席医务官，乔普拉“觉得自己越来越缺乏成就感”。他自问：“对患者我是否已尽我所能?”于是，他拜访了曾做过披头士乐队精神导师的马哈里希·马希什·约吉，后者说服乔普拉创办了美国阿育吠陀医学协会，并成为马哈里希阿育吠陀健康中心的主任。两千年前阿育吠陀医学创立于印度，其基础是古希腊的平衡体液概念。不过，与希波克拉底的四种体液不同，阿育吠陀医学调节三种体液（或称为“多沙”）：风（瓦塔）、胆汁（皮塔）和痰液（卡法）。为了确定多沙是否失衡，治疗师会为患者把脉。

1993 年 7 月 12 日星期一，乔普拉在美国一举成名，当天他在《奥普拉·温弗瑞秀》上宣传他的书《不老的身心》。二十四小时内，售出了 13.7 万本；到一周结束时，销量达到 40 万本。②

随后，奥兹沿着医学史的时间轴继续行进到顺势疗法和整脊疗法这两个更现代的概念，两种疗法都体现了医学理念的倒退。

顺势疗法是塞缪尔·哈尼曼的创造，他于 1779 年至 1843 年间在德国和法国行医。哈尼曼对 19 世纪的医学暴行感到不安，其中包括用水蛭放血、使用毒物引起呕吐以及用酸使皮肤起泡。他希望能有一种更安全、更合理的方法来治病救人。他的顿悟发生在 1790 年。哈尼曼在服

---

① Andrew Weil background：Hurley，*Natural Causes*，236–240；Specter，*Denialism*，149–151.

② Deepak Chopra：Barrett，*Robbers*，243–245；Singh and Ernst，*Trick or Treatment*，256.

用金鸡纳树皮的粉末时，出现了发烧的症状。当时人们知道，含有奎宁的金鸡纳树皮可以治疗疟疾。哈尼曼认为，由于他发烧了，而发烧是疟疾的症状之一，所以药物应该会引起与疾病相同的症状。例如，应该用引起呕吐的药物来治疗呕吐的疾病（顺势疗法的字面意思是“相似的痛苦”）。为了安全起见，哈尼曼还认为顺势疗法药物应该稀释到近似于无的程度。虽然活性成分已经消失，但哈尼曼认为最终的制剂仍会受到曾经存在的药物的影响。①

与顺势疗法一样，整脊疗法也是某个男人的“智慧结晶”，这个人就是丹尼尔·D. 帕尔默。帕尔默本来是一位使用磁力治疗病人的催眠师。但在 1895 年，当一个失聪十七年的人走进他的诊室时，帕尔默尝试了其他方法。帕尔默认为耳聋是由脊柱错位（他称之为“半脱位”）引起的，他按压这名男子的后颈部，希望将他的脊柱重新对齐。这一招果然奏效，这名男子立即恢复了听力（这一事件经常被称为“响彻世界的一声喀嚓”）。帕尔默的疗法最令人惊奇之处在于，负责将神经冲动从耳朵传导到大脑的第八对脑神经并不经过颈椎。然后，帕尔默迈出了不合逻辑的下一步，认为所有疾病都是由脊柱错位引起的。②由于根本就没有这回事，研究表明整脊疗法并不能像宣称的一样治疗各种头痛、痛经、腹绞痛、哮喘或过敏等疾病也就不足为奇了。③

尽管奥兹推广的疗法诞生于科学家尚未确定疾病的病因和原理之前，但他却大受欢迎，其原因有很多。

首先：奥兹和他的“超级巨星”们为某个未附带说明书的东西提供了操作指南，这个东西就是——生命。奥兹、威尔和乔普拉的书明确告

---

① Homeopathy：Silver，*Challenging Nature*，250–253.

② Chiropracty：Singh and Ernst，*Trick or Treatment*，156–166.

③ Efficacy of chiropractic manipulations：Singh and Ernst，*Trick or Treatment*，166–167.

诉人们应该吃什么，什么时候吃，如何做一个朋友，如何维持一段爱的关系，如何以及何时锻炼，使用哪种洗发水、清洁剂、洗衣粉和婴儿食品，如何准备餐食（包括“威尔医生最喜欢的低脂沙拉酱”），以及如何治疗从痤疮和孤独症到溃疡和静脉曲张的一切疾病。知道做任何事情都有正确和错误的方法，这让人感到安心。正因为这些书在如何处理任何可能的疾病方面如此明确，如此清楚，它们在追随者中激发出了一种邪教般的虔诚。按我们的方法去做，你就会活得更长、爱得更好，还会养育出更快乐、更健康的孩子。生命如此无常、未来不可预知，这样的书可以给人带来很多慰藉。

替代医学的另一个迷人之处是它的个性化。现代医学的从业者可能显得冷酷无情、麻木不仁。病人感觉自己更像是一个数字，而不是一个人。替代治疗师正好乘虚而入。他们提供个性化保健，因为他们在乎患者。“医生被困在这个体制中，”安德鲁说，“这是一个贪婪的、唯利是图的体制。”但威尔没有受困。“我倾听他们，”他说，“我会花六十分钟接待初次就诊的病人。”① 梅米特·奥兹说：“我对所有人的建议是：为自己量身定制治疗方案。”②

古老智慧的承诺也很有吸引力。当梅米特·奥兹在《奥兹医生秀》上讨论针灸时，他发表了一个令人惊讶的见解。“这是古代中国医学的基础”，他坚称。③奥兹认为我们应该相信古老的医学，因为它是古老

① Weil regarding time with patients: http: //www. doctoroz. com/ videos/ dr-andrew-weil-future-medicine-pt-1; http: //www. doctoroz. com/ videos/ dr-andrew-weil-future-medicine-pt-2.

② Oz regarding customized therapy: http: www. doctoroz. com/ videos/ alternative-medicine-controversy-pt-1; http: //www. doctoroz. com/ videos/ alternative-medicine-controversy-pt-2; http: www. doctoroz. com/ videos/ alternative-medicine-controversy-pt-3.

③ Oz regarding Chinese medicine: http: www. doctoroz. com/ videos/ alternative-medicine-controversy-pt-1; http: //www. doctoroz. com/ videos/ alternative-medicine-controversy-pt-2; http: www. doctoroz. com/ videos/ alternative-medicine-controversy-pt-3.

的。当今的文化充斥着这种情绪。例如，在约翰·库萨克和阿曼达·皮特主演的电影《2012》中，世界末日即将来临——这显然是玛雅历所预言的。“我们所有的科学进步，”一位科学家感叹道，“我们所有酷炫的机器，玛雅人几千年前就都预见到了。”①《2012》的编剧了解他们的观众。许多人相信，古代的治疗师和预言家没受到现代科技的干扰，对事物的看法更明晰、更睿智。“替代医学从业者对现代医学不以为然，他们的一个论点是，后者不断变化，而替代医学历经几百年甚至几千年仍岿然不动，”雷蒙德·塔利斯在《希波克拉底的誓言：医学及其不足》一书中写道，“历经五千年的时间而没有发展只有在一个前提下才是一件好事，那就是五千年前替代医学从业者已经知道了完全令人满意的治疗方法。如果他们真的知道，那他们能对此一直保持沉默，这一点相当惊人。”② 现代医学是经过几个世纪的学习才打磨而成的。它持续发展，因为它不断产生新的信息。它不是固定不变的。但现代医学的流动性可能令人不安。另一方面，替代医学的确定性却能让人安心。

具有讽刺意味的是，虽然替代疗法在发达国家广受欢迎，但在其发源国却并非如此。例如，在同时拥有传统疗法和现代疗法的中国内地，只有 18% 的人口依赖替代疗法，在中国香港是 14%，在日本则更少。③在中国，几乎只有农村的贫困人口接受针灸。④“对于衣食无忧、有钱有闲的大都市人来说，讨论用阿育吠陀医学、中草药疗法或古老的非洲或美洲原住民疗法来治疗慢性症状很容易，”约翰·戴蒙德在《蛇油和其他营生》一书中写道，“但是，如果你去到那些这类疗法是他们唯一

---

① Scientist from *2012*：*2012*, Columbia Pictures, 2011.

② Tallis regarding ancient wisdom：Tallis, *Hippocratic Oaths*, 29.

③ Healthcare choices in China, Hong Kong, and Japan：Diamond, *Snake Oil*, 27.

④ Acupuncture in China：R. Slack, “Acupuncture：A Science-Based Assessment,” Center for Inquiry, 2010.

选择的国家，你会发现他们渴求西方的抗生素、止痛药以及其他昂贵的新药。当南非政府抱怨其10%的艾滋病病毒感染者没有得到足够的帮助时，他们需要的不是帮他们制备‘天然’疗法药物，而是齐多夫定（AZT）。”①

传统医师还能给人其他东西。他们的说法是，现代医学毫无灵魂只有技术，而替代医学是有灵魂和意义的。诺贝尔奖得主史蒂文·温伯格写道：“宇宙越让人觉得容易理解，就越显得毫无意义。”② 尽管现代科学提供了更长寿的生命前景，但它并没有提供更有意义的生活前景。另一方面，替代医学提供了更宏大的东西——更好的健康结合着更深层次的目的感。奥兹、威尔和乔普拉提供的疗法具有一种近乎神秘主义的灵性。“没有什么比毫无诗意的科学或没有情感内容的技术进步更危险了。”德国哲学家休斯敦·张伯伦写道。在一个不理解技术且常常对技术感到恐惧和失望的文化中，灵性主义是一个很有卖点的东西。

最后，替代医学的从业者鼓吹一种迎合大众的观念，即你可以管理自己的健康，不需要医生告诉你该怎么做。“替代医学是属于大众的，”奥兹说，“正因为如此，没有人真正拥有它。替代医学赋予我们力量。如果它对你有效，不要让任何人夺走它。”③ 在患者感到几乎没有控制权的医疗系统中，这种掌控自己的健康的感觉是不可抗拒的。“替代疗法的诱惑力不会消失，”哈里特·霍尔说，她曾是一名航空军医，也是《怀疑探索者》杂志的常驻撰稿人，“除非你把人性中的‘人’去掉。”

---

① Diamond regarding medicine in Africa：Diamond，*Snake Oil*，26-27.

② Weinberg regarding the universe：Park，*Superstition*，5.

③ Oz regarding empowerment of alternative medicine：http：www. doctoroz. com/ videos/ alternative-medicine-controversy-pt-1； http：//www. doctoroz. com/ videos/ alternative-medicine-controversy-pt-2；http：www. doctoroz. com/ videos/ alternative-medicine-controversy-pt-3.

我们对现代医学不信任的核心，是我们自作自受地摒弃了自然。大型制药公司在实验室里合成产品，让我们远离了能让我们活得更长的天然产品。还有什么比维生素更天然的呢？

第二部　“全天然”的诱惑

第二章

维生素狂潮：莱纳斯·鲍林具有讽刺意味的遗产

"我必须告诉你，我认为首要的事情就是补充维生素。我知道多年来医生们一直说这是荒谬的。但我从小就开始补充维生素，每天都坚持服用。每一天，一天不落！所以我认为这是第一位的。不管什么原因，反正我感觉自己很有活力，就我这个年纪来说很不错。"

——雷吉斯·菲尔宾

人人都爱维生素。维生素源自拉丁语 vita，意为生命，是将食物转化为能量所必需的。数百万美国人相信每天服用维生素可以让他们感觉更好，活得更久。

已知的维生素有十三种。其中九种易溶于水：维生素 B1（硫胺素）、B2（核黄素）、B3（烟酸）、B5（泛酸）、B6（吡哆醇）、B7（生物素）、B9（叶酸）、B12（钴胺素）和 C（抗坏血酸）；另外四种不溶于水：维生素 A（视黄醇）、D（钙化醇）、E（生育酚）和 K（酮醇）。当人们摄取的维生素不足时，会患上脚气病、糙皮病、坏血病和佝偻病（分别由维生素 B1、B3、C 和 D 缺乏引起）。

维生素的问题在于它们无法在体内生成，只能从食物或补充剂中获得。因此，问题并不是"人们需要维生素吗?"，他们需要。真正的问题是"他们需要多少维生素?"以及"他们从食物中摄取了足够的维生素吗?"，营养专家和维生素生产商对这些问题的答案各执一词。营养专家认为，人们需要的只是每日推荐摄入量（RDA），通常可以在日常饮食中获取到。行业代表则认为，食品中的维生素含量不足，需要摄入更多。幸运的是，许多优秀的研究已经解决了这个问题。

2011 年 10 月 10 日，明尼苏达大学的研究人员发现，补充多种维生素的女性死亡率高于不补充维生素的女性。两天后，克利夫兰诊所的研究人员发现，服用维生素 E 的男性会增加患前列腺癌的风险。美国广播公司新闻的卡莉·甘恩说："对于维生素来说，这是艰难的一周。"①

这些发现并不新鲜。首篇发表于 1994 年，已有七项研究证明维生素会增加患癌症和心脏病的风险，并会缩短寿命。尽管如此，到 2012 年，仍有一半以上的美国人服用某种形式的维生素补充剂。然而，很少有人意识到，他们对维生素的痴迷可以追溯到一个人。这个人在某些方面非常正确，获得过两次诺贝尔奖，又在某些方面错得离谱，可以说是世界上最大牌的江湖郎中。

1901 年 2 月 28 日莱纳斯·鲍林出生于俄勒冈州的波特兰市。他曾就读于科瓦利斯的俄勒冈农业学院（现俄勒冈州立大学），后进入加州理工学院任教四十余年。②

1931 年，鲍林在《美国化学学会杂志》上发表了一篇论文，题为《化学键的本质》。这篇文章发表之前，化学家们已经知晓两种类型的化学键：离子键，其中一个原子将电子给另一个原子；共价键，原子共享电子。鲍林认为事情并没有那么简单——电子共享介于离子键和共价键

① Gann quote：C. Gann，"Should You Take a Multivitamin?" *ABC News*，October 12，2011.

② Pauling's early life：Goertzel and Goertzel，*Linus Pauling*，1，35；Newton，*Linus Pauling*，20，35；Hager，*Force of Nature*，50；Mead and Hager，*Linus Pauling*，79.

之间。鲍林的想法彻底改变了这一领域，将量子物理学与化学结合到一起。他的概念是革命性的，以至于当期刊编辑收到他的手稿时，找不到任何有资格审阅的人。当阿尔伯特·爱因斯坦被问及对鲍林的成果有何看法时，他耸了耸肩。“对我来说太复杂了”，他说。因为这篇论文，鲍林获得了朗缪尔奖，成为美国最杰出的年轻化学家；成为美国国家科学院院士最年轻的当选者；被加州理工学院聘为正教授；并获得了诺贝尔化学奖。①他当时年仅三十岁。

1949 年，鲍林在《科学》杂志上发表了一篇题为“镰状细胞性贫血：一种分子疾病”的论文。当时，科学家们知道血红蛋白（血液中运输氧气的蛋白质）会在镰状细胞病患者的静脉中结晶，导致关节疼痛、血栓和死亡。但他们不知道原因何在。鲍林率先发现镰状血红蛋白的电荷略有不同，这一发现极大地影响了血红蛋白与氧气的反应方式，并催生了分子生物学领域。②

1951 年，鲍林在《美国国家科学院院刊》（*PNAS*）上发表了一篇题为“蛋白质的结构”的论文。科学家们知道蛋白质是由一系列氨基酸组成的。鲍林提出，蛋白质还有一种由其自身折叠形成的二级结构。他将其中一种结构称为阿尔法螺旋，后来詹姆斯·沃森和弗朗西斯·克里克用它来解释 DNA 的结构。③

1961 年，鲍林在圣地亚哥动物园采集了大猩猩、黑猩猩和猴子的血液。他想看看血红蛋白的突变是否可以用作一种进化时钟。鲍林证明人

---

① Pauling's work on chemical bonding: Goertzel and Goertzel, *Linus Pauling*, 77; Newton, *Linus Pauling*, 30–38; Hager, *Force of Nature*, 157–162; Marinacci, *Linus Pauling*, 79–88; Hager, *Force of Nature*, 52–60.

② Pauling's work on sickle cell disease: Hager, *Force of Nature*, 332–334; Hager, *Linus Pauling*, 87–89; Newton, *Linus Pauling*, 69; Goertzel and Goertzel, *Linus Pauling*, 90.

③ Pauling and the alpha-helix: Goertzel and Goertzel, *Linus Pauling*, 91–94; Mead and Hager, *Linus Pauling*, 14.

类与大猩猩的分离时间约为一千一百万年，比科学家们原先预计的要早得多。一位同事后来评论说：“他一举将古生物学、进化生物学和分子生物学领域连接在一起。”①

鲍林的成就不仅局限于科学领域。从 1950 年代开始，接下来的四十年，他是世界上最知名的和平活动家。鲍林反对二战期间对日裔美国人的拘押，拒绝了罗伯特·奥本海默参与曼哈顿计划的邀请，拒绝向参议员约瑟夫·麦卡锡宣誓效忠，反对核扩散，公开与爱德华·泰勒等核武器鹰派人物辩论，迫使政府承认核爆炸可能损害人类基因，说服其他诺贝尔奖得主反对越南战争，并著有畅销书《不再争战》。鲍林的努力促成了《禁止核试验条约》的签署。②1962 年，他获得了诺贝尔和平奖，成为第一个两次独得诺贝尔奖的人。

除了当选为美国国家科学院院士、两次诺贝尔奖、国家科学奖章和总统奖章外，鲍林还获得了剑桥大学、伦敦大学和巴黎大学的荣誉学位。1961 年，他登上《时代》杂志的“年度风云人物”封面，被誉为有史以来最伟大的科学家之一。③

然后，使莱纳斯·鲍林成为传奇人物的所有严谨、勤奋和善思都消失无踪了。用一位同事的话说，他的“陨落不亚于任何古典悲剧”④。

---

① Pauling and evolutionary biology: Hager, *Force of Nature*, 540–546; Mead and Hager, *Linus Pauling*, 169–176; Hager, *Linus Pauling*, 119–120; M. F. Perutz, “Linus Pauling: 1901—1994,” *Structural Biology* 1 (1994): 667–671.

② Pauling's activism for world peace: Mead and Hager, *Linus Pauling*, 13–17; Serafini, *Linus Pauling*, 186–190; Newton, *Linus Pauling*, 59–83; Goertzel and Goertzel, *Linus Pauling*, 143–147; Marinacci, *Linus Pauling*, 184.

③ Pauling's awards and honors: Serafini, *Linus Pauling*, xxii; Mead and Hager, *Linus Pauling*, 16, 18; Newton, *Linus Pauling*, 69, 109; Goertzel and Goertzel, *Linus Pauling*, 111.

④ Pauling as “classic tragedy”: Goertzel and Goertzel, *Linus Pauling*, xvi.

转折出现在1966年3月，当时鲍林六十五岁。他刚刚获得卡尔·纽伯格奖章。“在纽约的一次演讲中，”鲍林回忆道，“我提到我非常喜欢阅读科学家们在对世界本质所进行的研究中取得的发现，并表示我希望能再活二十五年，以继续享受这种乐趣。回到加利福尼亚后，我收到了生物化学家欧文·斯通的来信，他听了我的演讲。他在信中说，如果我按照他的建议每天服用3 000毫克维生素C，不止能多活二十五年，还可能会活得更久。”① 斯通自称“斯通博士”，他在大学里学过两年化学。后来，他获得了洛杉矶整脊学院颁发的荣誉学位，以及未经认证的函授学校顿斯巴赫大学颁发的“博士学位”。②

鲍林遵循了斯通的建议。他说：“我开始感觉更有活力、更健康。”他说：“特别是，一直以来我每年都会得几次重感冒，而此后再也没有过。几年后，我将维生素C的摄入量增加到建议摄入量的10倍、20倍，再后来是300倍：现在每天摄入18 000毫克。”③

从那天起，人们会因为维生素C而记住莱纳斯·鲍林。

1970年，鲍林出版了《维生素C与普通感冒》一书，呼吁公众每天服用3 000毫克维生素C（约为建议摄入量的50倍）。鲍林相信，普通感冒很快就会成为历史的注脚。“彻底根除普通感冒可能还需要几十年的时间，”他写道，“但我相信，在美国和其他一些国家，可以在几年内得到完全控制。我期待着见证迈向更美好世界的这一步。”④ 鲍林的这本书立刻成为畅销书。1971年和1973年出版了平装本，三年后又出版了一本名为《维生素C、普通感冒和流感》的增订本，书中断言维生

---

① Pauling meets Stone: Marinacci, *Linus Pauling*, 246.

② Stone's credentials: Barrett, *Health Robbers*, 386.

③ Linus Pauling takes vitamin C: Marinacci, *Linus Pauling*, 246.

④ Pauling predicts end of the common cold: Pauling, *Vitamin C and Common Cold*, 6.

素 C 可以防止预言中的猪流感大流行。维生素 C 的销量翻了一番、两番和三番。药店里一药难求。到 1970 年代中期，5 000 万美国人听从了鲍林的建议。维生素生产商称之为“莱纳斯 · 鲍林效应”①。

然而，科学家们对此并没那么热衷。1942 年 12 月 14 日，也就是鲍林出版第一本书的三十年前，明尼苏达大学的唐纳德 · 科文、哈罗德 · 迪尔和阿贝 · 贝克在《美国医学会杂志》上发表了一篇题为“预防感冒的维生素”的论文。作者得出结论：“在这项对照研究的条件下，对 980 例感冒患者进行了治疗……没有迹象表明，单独使用维生素 C、单独使用抗组胺剂或维生素 C 加抗组胺剂对上呼吸道感染的持续时间或严重程度有任何显著影响。”②

之后还有其他研究。在鲍林发表这一论断后，马里兰大学的研究人员连续三周每天给十一名志愿者服用 3 000 毫克维生素 C，给另外十名志愿者服用糖丸（安慰剂）。然后，他们让志愿者感染普通感冒病毒。所有受试者的病程差不多一样长。③在多伦多大学，研究人员给 3 500 名志愿者服用了维生素 C 或安慰剂。同样，维生素 C 并不能预防感冒，即使每天摄入 2 000 毫克。④2002 年，荷兰的研究人员对 600 多名志愿者进行了多种维生素或安慰剂的试验。同样，没有差别。⑤至少有十五项研究表明维生素 C 并不能治疗普通感冒。⑥因此，美国食品和药品监督管理局、美国儿科学会、美国医学会、美国饮食协会、约翰斯 · 霍普金斯医院人类营养中心和美国卫生与公众服务部都不推荐通过补充维生素

---

① Impact of *Vitamin C and the Common Cold*: Hager, *Linus Pauling*, 126; Hager, *Force of Nature*, 583.

② Minnesota study: Goertzel and Goertzel, *Linus Pauling*, 203.

③ Maryland study: Hager, *Force of Nature*, 582.

④ Toronto study: Barrett, *Health Schemes*, 57.

⑤ Netherlands study: Hurley, *Natural Causes*, 172.

⑥ Fifteen studies of vitamin C don't support Pauling's claims: Barrett, *Consumer Health*, 246.

C 预防或治疗感冒。①

尽管一项又一项研究都证明了他的观点是错误的，但鲍林拒绝相信，继续在演讲、通俗文章和书籍中宣传维生素 C。当他偶尔带着明显的感冒症状出现在媒体面前时，他声称自己只是过敏。②

而后，莱纳斯·鲍林变本加厉。他声称维生素 C 不仅可以预防感冒，还能治疗癌症。

1971 年，鲍林收到了格拉斯哥郊外一家小医院的苏格兰外科医生伊万·卡梅伦的来信。卡梅伦在信中写道，每天服用 10 克维生素 C 的癌症患者比不服用维生素 C 的患者情况更好。③莱纳斯·鲍林兴奋不已。他决定在《美国国家科学院院刊》上发表卡梅伦的研究成果。鲍林知道，作为科学院院士，他可以随时在 *PNAS* 上发表论文；半个多世纪以来，只有三篇院士提交的论文被拒绝发表。鲍林的论文还是被拒了，这进一步损害了他在科学界的声誉。后来，这篇论文发表在面向癌症专家的杂志《肿瘤学》上。④当研究人员对数据进行评估时，问题变得显而易见。接受维生素 C 治疗的癌症患者在治疗开始时的健康状况原本就更好，因此结果也更好。⑤此后，科学家们不再认真对待鲍林关于维生素的说法。

但莱纳斯·鲍林在媒体上仍有影响力。1971 年，他宣称维生素 C

---

① Public health associations don't support Pauling's claims: Hager, *Linus Pauling*, 126; Goertzel and Goertzel, *Linus Pauling*, 203; Hurley, *Natural Causes*, 165–166; Hager, *Force of Nature*, 578.

② Pauling and allergies: Goertzel and Goertzel, *Linus Pauling*, 201.

③ Ewan Cameron and Glasgow study: Hager, *Force of Nature*, 583–586; Newton, *Linus Pauling*, 105–106.

④ Cameron and Pauling study rejected by Academy journal: Hager, *Force of Nature*, 585–586.

⑤ Criticism of Cameron and Pauling study: Barrett, *Health Robbers*, 386.

会使癌症死亡率降低 10%。1977 年，他变得更加离谱。“我目前的估计是，仅靠维生素 C 就能使癌症死亡率降低 75%，”他写道，“而使用其他营养补充剂还能使癌症死亡率进一步降低。”① 鲍林预言，随着癌症被甩到身后，美国人会活得更长、更健康。“预期寿命将达到一百到一百一十岁，”他说，“随着时间的推移，人们最多可能会活到一百五十岁。”②

癌症患者现在有理由满怀希望了。费城儿童医院肿瘤科主任兼儿童癌症研究中心主任约翰·马里斯回忆说：“大约有七八年的时间，我们收到了很多家属要求使用大剂量维生素 C 的请求。”我们为此深感苦恼。他们会说：“医生，你得过诺贝尔奖吗？”③

无所适从的癌症研究人员决定验证鲍林的理论。梅奥诊所的查尔斯·默特尔对 150 名癌症患者进行了评估：一半受试者每天服用 10 克维生素 C，另一半不服用。接受维生素 C 治疗的实验组在症状和死亡率方面没有任何差异。默特尔得出结论：“我们无法证明大剂量维生素 C 的治疗效果。”④ 鲍林十分恼怒。他给发表这项研究的《新英格兰医学杂志》写了一封措辞严厉的信，声称默特尔没有抓住重点。维生素 C 当然起不了作用。默特尔治疗的病人已经接受了化疗。鲍林声称，只有在癌症患者之前没有接受过化疗的情况下，维生素 C 才会有效。

默特尔被逼无奈，再次进行了研究，⑤ 结果是一样的。默特尔得出结论：“在患有可衡量疾病的患者中，没有一例患者的病情有客观的改善。可以得出结论，无论患者是否接受过任何化疗，高剂量维生素 C 疗

① Pauling claims 75 percent success rate: Newton, *Linus Pauling*, 106.

② Pauling claims Americans will live longer: Pauling, *Live Longer*, 243.

③ Maris and Nobel Prize: Interview with John Maris, September 28, 2011.

④ Moertel's first study: E. T. Creagan, C. G. Moertel, J. R. O'Fallon, et al., "Failure of High-Dose Vitamin C (Ascorbic Acid) Therapy to Benefit Patients with Advanced Cancer: A Controlled Trial," *New England Journal of Medicine* 301 (1979): 687–690.

⑤ Moertel bullied to perform second study: Goertzel and Goertzel, *Linus Pauling*, 215.

法对晚期恶性疾病都无效。"① 对于大多数医生来说，这就是最后结局。但对于莱纳斯·鲍林来说，事情还没有结束。他根本不接受反驳。卡梅伦注意到："我从未见过他如此沮丧。他认为整个事件是对他个人品行的攻击。"② 鲍林认为默特尔的研究是"欺诈和故意歪曲"。③他曾就起诉默特尔咨询了律师，但律师劝阻了他。④

随后的研究一致表明，维生素 C 并不能治疗癌症。⑤

鲍林没有善罢甘休。接下来，他声称维生素 C 与大剂量的维生素 A（25 000 国际单位［IU］）和维生素 E（400 至 1 600 国际单位）以及硒（一种基本元素）和 β－胡萝卜素（维生素 A 的前体）一起服用，不仅可以预防感冒和治疗癌症，还可以治疗人类几乎所有已知的疾病。⑥鲍林声称，维生素和补充剂可以治疗心脏病、精神病、肺炎、肝炎、脊髓灰质炎、肺结核、麻疹、腮腺炎、水痘、脑膜炎、带状疱疹、发热水疱、唇疱疹、口腔溃疡、疣、衰老、过敏、哮喘、关节炎、糖尿病、视网膜脱落、中风、溃疡、休克、伤寒、破伤风、痢疾、百日咳、麻风病、花粉病、烧伤、骨折、外伤、中暑、高原反应、辐射中毒、青光眼、肾衰竭、流感、膀胱疾病、焦虑、狂犬病和

---

① Moertel's second study: C. G. Moertel, T. R. Fleming, E. T. Creagon, et al., "High-Dose Vitamin C Versus Placebo in the Treatment of Patients with Advanced Cancer Who Have Had No Prior Chemotherapy: A Randomized Double-Blind Comparison," *New England Journal of Medicine* 312 (1985): 137–141.

② Cameron regarding Pauling's anger: Goertzel and Goertzel, *Linus Pauling*, 216–217.

③ Pauling attacks Moertel's second study: Ibid.

④ Pauling considers suing Moertel: Ibid.

⑤ Continued lack of evidence supporting vitamin C as a cure for cancer: G. van Poppel, H. van den Berg, "Vitamins and Cancer," *Cancer Letters* 114 (1997): 195–202; S. J. Padayatty, A. Katz, Y. Wang, et al., "Vitamin C as an Antioxidant: Evaluation of Its Role in Disease Prevention," *Journal of the American College of Nutrition* 22 (2003): 18–35.

⑥ Pauling recommends high doses of several vitamins: Barrett, *Consumer Health*, 246.

蛇咬伤。[1]1970年代，艾滋病病毒进入美国，鲍林声称维生素也能治疗艾滋病。[2]

1992年4月6日，《时代》杂志的封面是五颜六色的药片和胶囊，上面写着："维生素的真正力量：新的研究表明它们可以帮助对抗癌症、心脏病和衰老。"这篇文章由阿纳斯塔西娅·图菲西斯撰写，与鲍林关于大剂量维生素神奇功效毫无根据的、已被推翻的观点如出一辙。"越来越多的科学家开始怀疑，传统医学对维生素和矿物质的认识过于局限。维生素——其剂量往往比通常推荐的剂量高得多——可以预防从先天缺陷、白内障到心脏病和癌症等一系列疾病。更令人振奋的是，有迹象表明维生素可以抵御正常的衰老的侵袭，"图菲西斯兴奋地写道，"制药巨头霍夫曼·拉罗氏公司对β-胡萝卜素十分感兴趣，他们计划明年在得克萨斯州的弗里波特开设一家工厂，每年生产350吨这种营养素，几乎足够为每个美国成年人提供6毫克每日剂量的胶囊"。[3]

全美营养食品协会（NNFA）是维生素生产商的游说团体，它简直不敢相信自己的好运气，称《时代》杂志的这篇文章是"行业的里程碑"[4]。作为摆脱FDA盯梢的各种努力之一，NNFA向每一位国会议员分发了多份《时代》杂志。在1992年的一次NNFA贸易展上，图菲西斯说："在《时代》杂志工作的十五年间，我写过很多健康方面的封面故事。但我从未遇到像维生素封面那样的热烈反响。它从报刊售卖架上被抢购一空，我们收到了大量索取这一期杂志的请求。存货都卖光了。

---

① Pauling claims vitamins as cure-all: Goertzel and Goertzel, *Linus Pauling*, 204; Stone, *Healing Factor*, ix–x.

② Pauling claims vitamin C treats AIDS: Young, *American Health Quackery*, 260.

③ *Time* magazine article: A. Toufexis, J. M. Horowitz, E. Lafferty, D. Thompson, "The New Scoop on Vitamins," *Time*, April 6, 1992.

④ NNFA regarding impact of *Time* article: Barrett, *Vitamin Pushers*, 369–370.

到目前为止，‘维生素’是今年销量最好的一期。”①

尽管诸多研究均未能支持他的观点，但鲍林认为维生素和营养补充剂有某种使其成为万能药的特性；从番茄酱到石榴汁到各种产品，这种特性一直被大肆宣扬，其销售影响力可与“天然”和“有机”等词汇相媲美：抗氧化。

抗氧化与氧化被宣传为善与恶之间的较量。这场较量发生在叫作线粒体的细胞器中，人体在其中将食物转化为能量——这一过程需要氧气（氧化）。氧化的后果之一是产生被称为自由基（恶）的电子清除剂。自由基会破坏 DNA、细胞膜和动脉内膜；它们与衰老、癌症和心脏病相关也就不足为奇了。为了中和自由基，人体自身会生成抗氧化剂（善）。抗氧化剂也存在于水果和蔬菜中，具体来说，是硒、β-胡萝卜素和维生素 A、C 和 E。研究表明，多吃水果和蔬菜的人癌症和心脏病发病率较低，寿命也较长。道理显而易见。如果水果和蔬菜中含有抗氧化剂，而且多吃水果和蔬菜的人更健康，那么补充抗氧化剂的人也应该更健康。

而事实是，维生素反而会影响健康。

1994 年，美国国家癌症研究所与芬兰国家公共卫生研究所合作，对 2.9 万名芬兰男性进行了研究，他们都是五十岁以上的长期吸烟者。之所以选择这个群体，是因为他们是癌症和心脏病的高危人群。研究人员给受试者服用维生素 E、β-胡萝卜素，或同时服用两种维生素，或两种维生素都不服用。结果显而易见。服用维生素和补充剂的人比不服用的

① Toufexis regarding impact of *Time* article：Barrett，*Vitamin Pushers*，370.

人更有可能死于肺癌或心脏病——这与研究人员的预期相反①。

1996年，西雅图哈钦森癌症研究中心的工作人员对1.8万人进行了研究，这些人因接触过石棉而增加了患肺癌的风险。同样，受试者接受了维生素A、β-胡萝卜素的治疗，两种维生素都服用，或两种维生素都不服用。当研究人员发现那些服用维生素和补充剂的人死于癌症和心脏病的几率分别比不服用的人高28%和17%后，立即终止了研究。②

2004年，哥本哈根大学的研究人员对十四项随机试验进行了回顾，涉及超过17万名服用维生素A、C、E和β-胡萝卜素的人，研究抗氧化剂能否预防肠癌。同样，抗氧化剂并没有达到预期效果。作者总结说："我们找不到证据表明抗氧化剂补充剂可以预防肠胃系统癌症；相反，它们似乎会增加总死亡率。"当这些研究人员对七项最佳研究进行评估时，他们发现服用维生素的人死亡率比不服用的人要高出6%。③

2005年，约翰斯·霍普金斯医学院的研究人员评估了十九项涉及超过13.6万人的研究，发现补充维生素E会增加死亡风险。④彭博公共卫生学院人类营养中心主任本杰明·卡瓦列罗博士说："这再次证实了其他人的观点。没有科学数据支持补充任何维生素，尤其是维生素E。人们认

① Finnish antioxidant study: Alpha-Tocopherol, Beta-Carotene Cancer Prevention Study Group, "The Effect of Vitamin E and Beta-Carotene on the Incidence of Lung Cancer and Other Cancers in Male Smokers," *New England Journal of Medicine* 330 (1994): 1029–1035.

② Asbestos exposure antioxidant study: G. E. Goodman, M. D. Thornquist, J. Balmes, et al., "The Beta-Carotene and Retinol Efficacy Trial," *Journal of the National Cancer Institute* 96 (2004): 1743–1750.

③ 2004 antioxidant study: G. Bjelakovic, D. Nikolova, R. G. Simonetti, et al., "Antioxidant Supplements for Prevention of Gastrointestinal Cancers: A Systematic Review and Meta-Analysis," *Lancet* 364 (2005): 37–46.

④ Review of nineteen antioxidant studies: E. R. Miller III, R. Pastor-Barriuso, D. Dalal, et al., "Meta-Analysis: High-Dosage Vitamin E Supplementation May Increase All-Cause Mortality," *Annals of Internal Medicine* 142 (2005): 37–46.

为维生素没有害处，事情可能没那么简单。”① 同年，发表在《美国医学会杂志》上的一项研究对 9 000 多名服用高剂量维生素 E 预防癌症的人进行了评估；服用维生素 E 的人比不服用的人更容易患心力衰竭。②

2007 年，美国国家癌症研究所的研究人员为 1.1 万名男性进行了检查，其中包括服用和不服用多种维生素的人。服用多种维生素者死于晚期前列腺癌的几率是不服用者的 2 倍。③

2008 年，对涉及超过 23 万名补充或不补充抗氧化剂的人的所有现有研究进行审查后发现，维生素会增加罹患癌症和心脏病的风险。④

2011 年 10 月 10 日，明尼苏达大学的研究人员对 3.9 万名老年妇女进行了评估，发现补充多种维生素、镁、锌、铜和铁的妇女死亡率高于不补充维生素的妇女。他们得出结论：“根据现有证据，我们认为没有充分的理由普遍和广泛地服用膳食补充剂。”⑤

两天后，即 10 月 12 日，克利夫兰诊所的研究人员公布了一项研究

---

① Caballero on antioxidant studies: G. Kolata, “Large Doses of Vitamin E May Be Harmful,” *New York Times*, November 11, 2004.

② *JAMA* antioxidant study: E. Lonn, J. Bosch, S. Yusuf, et al., “Effects of Long-Term Vitamin E Supplementation on Cardiovascular Events and Cancer,” *Journal of the American Medical Association* 293 (2005): 1338–1347.

③ Antioxidant study of prostate cancer: K. A. Lawson, M. E. Wright, A. Subar, et al., “Multivitamin Use and Risk of Prostate Cancer in the National Institutes of Health—AARP Diet and Health Study,” *Journal of the National Cancer Institute* 99 (2007) 754–764.

④ Cochrane review of antioxidant studies: G. Bjelakovic, D. Nikolova, L. L. Gluud, et al., “Antioxidant Supplements for Prevention of Mortality in Healthy Participants and Patients with Various Diseases,” *Cochrane Database of Systematic Reviews* (2008): 2.

⑤ Minnesota supplement study: J. Mursu, K. Robien, L. J. Harnack, et al., “Dietary Supplements and Mortality Rate in Older Women: The Iowa Women's Health Study,” *Archives of Internal Medicine* 171 (2011): 1625–1633; E. Brown, “Dietary Supplements Risk for Older Women, Study Finds,” *Los Angeles Times*, October 10, 2011; J. C. Dooren, “Supplements Offer Risks, Little Benefit, Study Says,” *Wall Street Journal*, October 11, 2011.

结果，研究对象是3.6万名男性，他们同时服用维生素E和硒或两者都不服用。研究人员发现，服用维生素E的男性患前列腺癌的风险增加了17%。针对这项研究，克利夫兰诊所心脏病学主席史蒂夫·尼森说："多种维生素的概念是利欲熏心的营养保健品行业兜售给美国人的。从来没有任何科学数据支持使用它们。" 10月25日，《华尔街日报》的一则头条新闻问道："狂嗑维生素的时代就此终结了?"①

这些研究并没有影响销售。2010年，维生素行业的销售总额达到280亿美元，同比增长4.4%。"我们（对于这些报告）要做的就是顺其自然。"健安喜（GNC）公司首席执行官约瑟夫·福图纳托表示，"我们的业务没有受到影响。"②

为何会如此呢？既然自由基明显会损伤细胞，而且饮食中富含能中和自由基物质的人会更健康，为什么研究显示补充抗氧化剂是有害的呢？最可能的解释是，自由基并不像宣传的那样邪恶。虽然自由基会损伤DNA和破坏细胞膜，但这并不总是坏事。人需要自由基来杀死细菌和消除新的癌细胞。但是，当人们服用大剂量的抗氧化剂时，自由基的生成和破坏之间的平衡可能会朝一个方向过度倾斜，从而导致免疫系统杀灭有害入侵者的能力下降，造成一种不自然的状态。研究人员称之为"抗氧化剂悖论"③。高剂量的维生素和补充剂会增加罹患心脏病和癌症的风险；因此，没有一个对公众健康负责的国家或国际组织推荐使用

---

① Cleveland Clinic Study and *Wall Street Journal* headline: E. A. Klein, I. M. Thompson, Jr., C. M. Tangen, et al., "Vitamin E and the Risk of Prostate Cancer: The Selenium and Vitamin E Cancer Prevention Trial (SELECT)," *Journal of the American Medical Association* 306 (2011): 1549-1556; S. S Wang, "Is This the End of Popping Vitamins?" *Wall Street Journal*, October 25, 2011.

② Forunato quote: Ibid.

③ "The Antioxidant Paradox": B. Halliwell, "The Antioxidant Paradox," *Lancet* 355 (2000): 1179-1180.

它们。

1980 年 5 月，莱纳斯 · 鲍林在俄勒冈州立大学接受采访时被问道："长期服用维生素 C，比方说以克为单位服用，会不会有副作用？"鲍林的回答迅速而果断。"不会。"[①] 七个月后，他的妻子死于胃癌。1994 年，莱纳斯 · 鲍林死于前列腺癌。莱纳斯 · 鲍林研究所继续推荐每天摄入 6 至 18 克维生素 C、400 国际单位维生素 E、25 000 国际单位维生素 A、15 毫克 β-胡萝卜素以及一种维生素矿物质补充剂。[②]

尽管存在大量科学证据，但大多数美国人并不知道大剂量维生素是不安全的。那么，为什么更多的人对这一点一无所知呢？为什么 FDA 没有发出警告呢？答案可想而知：金钱和政治。

① Pauling's interview at Oregon State University: Serafini, *Linus Pauling*, 263.

② Megavitamin recommendations by Linus Pauling Institute: Goertzel and Goertzel, *Linus Pauling*, 247.

第三部　补充剂小作坊和大型制药公司

第三章

补充剂行业的免死金牌：架空 FDA

“狼的自由就是羔羊的末日”。

——以赛亚·柏林

政府对制药业的监管经历了漫长而曲折的历程，一路上发生过无数难以想象的悲剧。“药品监管的故事，”历史学家迈克尔·哈里斯写道，“建立在墓碑之上。”

一切都是从专利药品的销售商开始的。

“女士们先生们，你们的健康值多少钱？它是无价的，不是吗？好吧，朋友们，只需要半美元，你就能恢复健康。没错，女士们先生们。只要 50 美分，大自然的真正良药就能治好你，而医生却束手无策。只有大自然才能疗愈，而大自然就在我手中，就在这个小瓶子里。我的秘密配方来自上帝自己的实验室——地球本身，能治好风湿病、癌症、糖尿病、秃头、口臭和脊柱侧弯。”[①]

在 19 世纪，江湖术士自称包治百病。波士顿药物可以醒酒。旁氏精华可以治疗脑膜炎。海德拉腙（Hydrozone）可以预防黄热病。佩鲁纳（Peruna）可以缓解卵巢炎。液氧可以治愈哮喘、支气管炎、癌症、痢疾、湿疹、胆结石、花粉热、疟疾和肺结核。而威廉姆斯医生的粉红色药丸以上病症均可医治，且还有其他功效。[②]顾客愿意相信什么，他们就吆喝什么。到了世纪之交，专利药品成为年产值 7 500 万美元的产业。[③]这种状况没能持续。1906 年 6 月 30 日，联邦政府介入，通过了《纯净食品和药品法案》。这场运动由三个人主导。其中一个关注食品，另一个关注药品，第三个则两者都不关心。

哈维·华盛顿·威利在印第安纳州南部的一个农场长大。他曾在附近的汉诺威学院学习古典文学，后来在南北战争中担任下士。虽然威利后来从印第安纳医学院毕业，但他从未从事过医学工作。他选择了追求自己所热爱的科学，从哈佛大学获得了化学学位。1874 年，威利成为新成立的普渡大学化学系主任。十年后，他成为美国农业部（USDA）的首席化学家，当时食品行业和药品行业都没有受到监管。威利无奈地目睹着美国人食用变质的肉、掺杂锯末的面粉和用甲醛保存的牛奶。威利认为，是时候让联邦政府介入了。④

塞缪尔·霍普金斯·亚当斯毕业于汉密尔顿学院，之后加入了美国最有影响力的报纸之一《纽约太阳报》的团队。1905 年 10 月 7 日，亚当斯在《科利尔》杂志上发表了题为“美国大骗局”系列文章中的第一篇。亚当斯希望美国人了解他们买的东西是什么。于是，他将专利药物的样品寄给化学家，发现许多药品都含有大量酒精：佩恩的芹菜复合物含有 21% 的酒精，佩鲁纳含 28% 的酒精，霍斯泰特的苦精胃药含 44% 的酒精。（作为参照，啤酒的酒精含量为 4% 到 6%，葡萄酒为 10% 到 15%，威士忌为 35% 到 45%。）专利药品制造商从事的是酒水生意。他们也涉足麻醉品业务。亚当斯发现，一些药品，如“金医生的新发现”

---

① Medical huckster：Anderson，*Snake Oil*，1.

② List of patent medicines：Hurley，*Natural Causes*，30-31.

③ $75 million business：Ibid.

④ Harvey Wiley：Young，*Toadstool*，226-244.

消化药，含有氯仿。还有一些药品则含有鸦片、吗啡、大麻和可卡因。人们经常把这些药物喂给婴儿；例如，温斯洛的舒缓糖浆中就含有大量吗啡。当亚当斯问他的女佣怎么会把孩子留在家里独自过夜时，她回答说："他们没事。只要一勺温斯洛糖浆，他们就睡得死死的，一觉到天亮。"（可口可乐或许是地下麻醉品行业的最佳范例，1886 年，可口可乐作为一种"智性饮品和禁酒饮料"问世，它既有可卡因的好处，又没有酒精的污名。①）

到 1906 年 2 月"美国大骗局"最后一篇发表时，塞缪尔·亚当斯已经揭露了 264 家公司和个人，列出数十位死于危险药物的人，并指出许多专利药品是致病的，而不是治病的。"每一个在这个市场上做交易的人，无论是制造商、销售者还是广告商，都在吃人血馒头，"亚当斯写道，"在这里，专利药物生意是最厚颜无耻、最冷酷无情的。他们用无情的贪婪设下陷阱，死神是这些企业的合伙人。"超过 50 万美国人读过"美国大骗局"。②

亚当斯的文章发表后，公众一片哗然，哈维·威利认为时机已到。他提议制定一项联邦法律，"涵盖各种外用和内服药物"，要求制造商列出所有成分，并禁止他们在没有处方的情况下销售麻醉品。威利的提议激怒了美国专利协会，该协会是医药行业的游说团体。③"这样的法律"，该协会的立法委员会提出，"会摧毁美国专利药品的市场"。④行业高管们成功游说，让这项法案胎死腹中。

若不是因为一个死硬的社会主义者，这个故事也就就此终结了。这

① Coca Cola: Schwarcz, *Science, Sense, and Nonsense*, 193.

② Samuel Adams and "The Great American Fraud": Young, *Toadstool*, 205–225.

③ Wiley's proposed legislation: Ibid., 226.

④ Proprietary Association of America: Ibid.

个人对政府的希望是进一步减少干预，而不是增加。

厄普顿·辛克莱是一位寂寂无名的记者，他的文章主要抨击美国资本主义的罪恶。20 世纪初，他前往芝加哥，在那里创作了一部小说，描绘肉类加工业移民工人的困境。辛克莱的小说名为《屠场》，他希望引起读者思考，但结果却令他们作呕。“有的肉掉在地上，掉在泥土和锯末里，工人们在上面踩踏，随口吐着含有亿万结核菌的痰，”辛克莱写道，“房间里堆满了肉，屋顶漏下的水滴在肉上，成千上万的老鼠在上面跑来跑去。储存肉的地方光线昏暗，看不清楚，人们就用手在这些肉堆上摸索，把干掉的老鼠粪扫下去。这些老鼠很讨厌，工人们给它们准备了毒面包；它们死后，老鼠、面包和肉就会一起进入料斗。”辛克莱描述了员工如何偶尔会跌进热气腾腾的大桶，然后成了达勒姆屠宰场的纯猪油。他想击中美国人的心，却倒了他们的胃。肉类销售量下降了一半。①《屠场》出版后，西奥多·罗斯福下令要求国会制定法律，保证肉类的清洁和食品的纯净。

罗斯福总统签署的成为法律的法案，即 1906 年的《纯净食品和药品法案》，是哈维·威利所期望版本的削弱版。如果专利药品中含有酒精、可卡因、鸦片、氯仿或其他潜在有害的药物，生产商必须在标签上注明。他们仍然可以销售麻醉品和危险药品，只是必须告诉消费者他们正在这样做。最重要的是，不得做出“虚假或误导”的声明。尽管法律并没有要求制造商证明其药品是安全或有效的，但这是一个开始。联邦政府现在开始参与药品行业的监管。

美国农业部化学局负责执行《纯净食品和药品法案》。1927 年，新

① Upton Sinclair and *The Jungle*: U. Sinclair, *The Jungle*, New York: Bantam Books, 1906.

成立的食品、药品和杀虫剂管理局接管了这项工作；三年后，它更名为食品和药品监督管理局。①

美国历史上最严重的药业灾难促成了下一部联邦法律的诞生。它涉及最早的一种抗生素：磺胺。1930 年代初，有六家公司生产磺胺药物：施贵宝、默克、温思罗普、礼来、帕克-戴维斯和田纳西州布里斯托尔的马森吉尔公司。马森吉尔公司生产的磺胺质量很差。为使其更符合儿童口味，马森吉尔的首席化学家哈罗德·沃特金斯将其悬浮在二甘醇中。最终的制剂名为“磺胺酰胺合剂”，含有二甘醇、磺胺、水以及少量的覆盆子提取物、糖精、焦糖和紫红色素，使药物呈深紫红色。与其他磺胺制剂不同，马森吉尔的产品味道很好，非常适合儿童。然而，这种药物远非完美，马森吉尔公司对此心知肚明。在将这种混合物投放市场前十个月，马森吉尔公司的化学家发现，3% 的二甘醇溶液会导致大鼠发生致命的肾衰竭。而磺胺酰胺合剂中含有 72% 的二甘醇。

1937 年 9 月，马森吉尔公司在美国各地分销了 240 加仑的磺胺糖浆。350 人喝下后立即出现胃灼热、恶心、腹痛、头晕、呕吐、腹泻和呼吸困难等症状。更糟的是：100 多人死于肾衰竭，其中 34 人是幼儿。悲剧发生后，马森吉尔公司总裁说：“我和本公司的化学家们对这样严重的结果深表遗憾，但产品生产过程没有任何错误。我们一直遵守合法的专业要求，从未预料到这样的意外结果。我不觉得我们有任何责任。”马森吉尔公司的总裁知道自己的公司是在法律允许的范围内行事，所以并没有特别懊悔。制造该产品的化学家托马斯·沃特金斯却很内疚。事件发生后不久，他就自杀身亡了。②

① The Pure Food and Drug Act of 1906：Young，*Toadstool*，226–244.

② Elixer Sulfanilamide：Offit，*Cutter*，157–158.

磺胺酰胺合剂灾难促成了下一部重要立法：1938 年的《食品、药品和化妆品法案》。至此，美国食品和药品监督管理局要求在药品销售前进行安全测试。这部更严格的新法案规定，药品、化妆品和治疗器械必须被证明是安全的；生产工厂必须在食品和药品监督管理局注册并接受两年一次的检查；跨州销售的食品必须纯净、有益健康、可安全食用，并且生产环境必须卫生。违规者可被判处一年监禁，累犯或欺诈者将面临更长刑期。①

尽管 1938 年的《食品、药品和化妆品法案》加强了监管，但制造商在销售产品前仍无须证明其产品的有效性。直到发生了另一场悲剧，情况才得以改变。

1957 年 10 月 1 日，德国西部的化学制药公司格兰泰化学销售了一种名为沙利度胺的镇静剂。广告声称它是安全的，甚至对孕妇也无害。三年内，欧洲数百名妇女生下了手脚直接长在躯干上的婴儿，这种病症被称为短肢畸形（媒体残忍地称之为“海豹胎”）。据估计，多达 2.4 万名胎儿受到沙利度胺的戕害，其中一半在出生前死亡。尽管格兰泰化学在美国提交了该药物的许可申请，但美国食品和药品监督管理局的医生弗朗西斯·凯尔西博士拒绝了这一申请，因为她认为最初几例沙利度胺导致畸胎的报告并非巧合。②

由于凯尔西的决定，沙利度胺从未在美国上市。尽管如此，这场灾难还是催生了下一部重要的联邦药物法：《食品、药品和化妆品法案》1961 年的基福弗·哈里斯修正案。该修正案包括几项新规定：生产商现

① The Food, Drug, and Cosmetics Act of 1938: Barrett, *Consumer*, 535–537; Anderson, *Snake Oil*, 158–159; Hurley, *Natural Causes*, 35; Barrett, *Vitamin Pushers*, 74; Young, *Health Quackery*, 269; Herbert, *Vitamins*, 149.

② Thalidomide disaster: Barrett, *Consumer*, 535–537; Singh, *Trick or Treatment*, 273; Offit, *Cutter*, 175.

在必须证明药品不仅安全，而且有效，才能获得许可（尽管沙利度胺灾难与药品的有效性无关）；如果发现已获得许可的药品存在安全问题，可予以撤回；生产商在测试实验药物前必须征得患者同意；处方药广告必须包含副作用摘要；产品标签必须列出所有成分的确切含量；生产商在试验、加工、包装和储存药品时必须遵守《药品生产质量管理规范》。①有史以来第一次，美国的“狂野西部医药秀”似乎要告一段落了。

然后，药品监管又倒退了一大步。

1970 年，莱纳斯·鲍林出版了一本书，建议人们每天服用 3 000 毫克维生素 C，约为推荐量的 50 倍。尽管美国食品和药品监督管理局并不介意人们服用维生素，但鲍林的建议还是吓坏了他们；没有人真正知道服用大剂量维生素是否安全。1972 年 12 月，美国食品和药品监督管理局宣布其计划，对含量超过推荐剂量 150% 的维生素进行监管；剂量更大的维生素需要在销售前提供安全证明。②维生素制造商认为这对他们年产值达 7 亿美元的业务形成了威胁。以全国健康联盟为代表的行业力量开始着手破坏该法案。最终，他们所做的远不止这些。

全国健康联盟过去和现在都具有巨大的影响力。它成立于 1955 年，总部位于加利福尼亚州蒙罗维亚，由维生素行业的高管及其说客组成。全国健康联盟创始人、官员和董事会成员的名单看起来就像是美国江湖郎中的名人录：

哈里·霍克西是全国健康联盟的创始人之一，他靠销售砒霜、胃蛋

① Kefauver-Harris Amendment：Barrett，*Consumer*，535-537；Hurley，*Natural Causes*，36.

② FDA's attempt to regulate vitamins：Ibid.，47-53.

白酶、碘化钾和泻药治疗癌症发家，后来为了逃避欺诈罪的定罪逃到了墨西哥的蒂华纳。

弗雷德·哈特，电子医疗基金会总裁和全国健康联盟的联合创始人，他销售声称可以治疗数百种疾病的电子设备，后来被美国地方法院下令禁止。

罗伊尔·李是一位非执业牙医，曾任董事会成员。李拥有并经营维生素产品公司。在乔纳斯·索尔克发明脊髓灰质炎疫苗后，李出版了《饮食预防脊髓灰质炎》。一位 FDA 官员称罗伊尔·李“可能是世界上最大的不可靠和虚假营养信息出版商”。

全国健康联盟的律师柯克帕特里克·迪林也是癌症控制协会的律师：该组织推广虚假的癌症治疗方法（这在一定程度上解释了他为何有兴趣代理约翰和玛丽·霍夫鲍尔力争用苦杏仁苷治疗儿子一案）。

另一位全国健康联盟领导布鲁斯·哈尔斯泰德因声称一种名为 ADS 的草药茶可以治疗癌症而被判犯有二十四项欺诈罪。ADS 是一种深棕色的泥状物，含有水和通常存在于人类粪便中的细菌，每夸脱售价为 125 到 150 美元。洛杉矶县一位地区副检察官称哈尔斯泰德“是一个以卖沼泽泥汤为生的骗子”。在医疗执照被吊销后，哈尔斯泰德被罚款 1 万美元并被判处四年监禁。

维克多·厄尔·艾恩斯是全国健康联盟董事会副主席，他制作了一种名为“维拉陶”（Vit-Ra-Tox）的维生素混合物，挨家挨户上门推销。艾恩斯的公司创建了“Vit-Ra-Tox 七天排毒计划”，包括禁食、补充剂、草本泻药和每天一次的浓黑咖啡灌肠。艾恩斯说：“如果这个国家的每个人每周在家进行两到三次灌肠，95% 的医生都会因门庭冷落而不得不退休。”艾恩斯因虚假宣传被判处一年监禁。

除了对不受限制地销售超大剂量维生素进行游说外，全国健康联盟还开展过反对巴氏杀菌、疫苗接种和氟化物的活动。①

尽管莱纳斯·鲍林是阻挠美国食品和药品监督管理局对大剂量维生素进行监管的关键人物，但行业高管们知道，他们还需要一个政界的内应来赢得胜利。这个人不仅要挫败要求对大剂量维生素进行安全性研究的法案，还要让大剂量维生素完全摆脱 FDA 的监管。没过多久，全国健康联盟就找到了他们的人选：来自威斯康星州的民主党参议员威廉·普罗克斯米尔。普罗克斯米尔以他颁发的“金羊毛奖”而闻名，该奖项授予他认为纯属浪费的联邦资助的科学项目。其中一个获奖者是“阿斯彭电影地图”，该项目催生了一项技术，使士兵能够快速熟悉新的地域。虽然普罗克斯米尔后来向几位获奖者道了歉，但他的名字却成了一个动词：“普罗克斯米尔”，意思是为了政治利益而阻碍科学研究。1975 年，威廉·普罗克斯米尔提出了一项法案，禁止 FDA 对大剂量维生素进行监管。鲍勃·多尔、威廉·富布赖特、巴里·戈德沃特、休伯特·汉弗莱、乔治·麦戈文和萨姆·纳恩是该法案的共同发起人。

1974 年 8 月 14 日上午，参议院卫生委员会主席爱德华·肯尼迪参议员主持了会议。“在我看来，食品和药品监督管理局显然肩负着重要的责任，保护美国消费者免受可能有害的食品和药品的侵害，”他说，“它必须确保美国人不会被误导，认为膳食产品具有治疗作用或有某些益处，而事实上它们可能毫无价值，只是在浪费金钱。”普罗克斯米尔是第一个为自己的法案辩护的人，他声称维生素的推荐每日摄入量太低：“FDA 想要做的是，将一众正统营养学家的观点制成药片，由西奈山医学院出品，用来监管数百万美国人的权利。真正的问题是，FDA 是

① NHF founders and agenda: Barrett, *Health Robbers*, 398–408; Juhnke, *Quacks & Crusaders*, 150.

否要扮演上帝的角色。”

其他人也发声支持普罗克斯米尔的法案。后来会在“伟哥”的电视广告中出现的鲍勃·多尔表示：“我想郑重声明，我绝对反对食品和药品监督管理局采取任何行动来管制维生素和矿物质营养素的零售。事实上，在我看来，当初颁布这种限制措施就有点不可思议。”擅长为自己的行业进行诡辩的律师米尔顿·巴斯表示：“普罗克斯米尔法案的目的只有一个，那就是让消费者买到如实标注的安全食品。”巴斯未能解释为何否决要求安全证明的立法会使产品更安全。

代表美国食品和药品监督管理局的是局长亚历山大·施密特博士。肯尼迪要求施密特回应普罗克斯米尔有关维生素在任何剂量下都不会有害的论点。“有害这个词是相对的，”施密特说，“很多人忽视的一点是，虽然没有很多证据表明大剂量的水溶性维生素是有害的，但也没有很多信息表明大剂量的水溶性维生素是安全的。”施密特认为，缺乏证据并不是无害的证据。

施密特并不是唯一持反对意见的人。代表拉尔夫·纳德的消费者权益组织“公民公益”的西德尼·沃尔夫博士说：“这是药品行业。大剂量维生素和非处方药之间不存在区别。利用人们对健康的切实担忧，把维生素药片当作解决方案进行推销，与欺诈无异。”消费者联盟的律师玛莎·科恩呼吁人们要有常识。她把八个甜瓜摆在面前，说：“人类胃的容量有限，这让我们可以放心，我们不会超量摄入某种富含维生素或矿物质的食物。比如说，你必须吃八个甜瓜才能摄入 1 000 毫克维生素C。但是这两颗小药片，轻轻松松就能吞下，含有相同剂量的维生素C。而且需要提醒一下，鲍林博士推荐每天摄入 250 至 10 000 毫克，1 000 毫克算是低剂量。如果你们面前这项法案的支持者达到目的，一颗药片将会含有与所有这些甜瓜相同甚至 2 倍、3 倍或 20 倍的维生素C。而且不会有保护性的饱腹感。”科恩指出了维生素行业的致命弱点：

摄入大量维生素是不自然的，与制造商一直在宣扬的说辞恰恰相反。

肯尼迪、施密特、沃尔夫和科恩得到了美国退休人员协会、美国儿科学会和美国临床营养学会的支持。但这于事无补。1974 年 9 月 24 日，普罗克斯米尔的法案以 81 票对 10 票获得通过。1976 年 4 月 23 日，它成为法律。① “这是 FDA 历史上最耻辱的失败”，FDA 的首席法律顾问彼得·巴顿·哈特写道。②《自然原因：美国维生素和草药补充剂行业的死亡、谎言和政治》一书的作者丹·赫利写道：“美国国会在 20 世纪首次决定削弱政府在食品和药品销售方面的权力。于是，一场史无前例的实验开始了，旨在测试肆无忌惮地使用维生素和其他补充剂对健康是有利还是有害，而美国公众成了小白鼠。”③

到 1990 年代初，《普罗克斯米尔修正案》打开了一扇危险的大门，这扇门后远不止毫无控制地销售超大剂量维生素。来自加利福尼亚州的国会民主党人亨利·瓦克斯曼和 FDA 新任命的局长大卫·凯斯勒希望能关闭这扇门。

瓦克斯曼和凯斯勒担心，保健品门店的销售人员建议顾客服用维生素、补充剂、矿物质和草药治疗高血压、感染和癌症。“未经证实的宣传越来越夸张，”凯斯勒说，“我们又回到了世纪之交，那时蛇油推销员可以用无法兑现的承诺来兜售他们的药剂。如果你走进一家保健品商店，你就必须认识到，我们并没有认可这些产品的安全性，也没有证实他们宣传的疗效。”④

1991 年 6 月 7 日，亨利·瓦克斯曼提出了《食品、药品、化妆品和

---

① Proxmire Amendment：Hurley，*Natural Causes*，47–53.

② Hutt regarding FDA's mistake：P. B. Hutt，“U. S. Government Regulation of Food with Claims for Special Physiological Value，” in M. K. Schmidt and T. P. Lapuza，*Essentials of Functional Foods*，New York：Springer，2000.

③ Hurley regarding Proxmire Amendment：Hurley，*Natural Causes.*，53.

④ Kessler regarding unsubstantiated claims：Ibid.，92.

器械执法修正案》，该修正案“授权任何地区法院在违法行为涉及欺诈或对人类或动物健康构成重大风险的情况下，下令召回违反［法律］的食品、药品、器械或化妆品”。对瓦克斯曼和凯斯勒来说，最重要的一个词——也是最令保健品行业感到恐惧的一个词——就是欺诈。FDA知道，保健品制造商声称的安全性和有效性要么无事实依据，要么是完全错误的；它希望通过让保健品行业自证来保护消费者。否则，美国公众将继续被蒙蔽。①但是，瓦克斯曼和凯斯勒迎难而上，却遭受重击。向一个富有、强大且与政界勾连的行业发起挑战，他们不仅没有达到目的，反而事与愿违。“凯斯勒想把利剑插入膳食补充剂行业的心脏，”彼得·巴顿·哈特回忆说，“结果，这把剑却直取FDA的心脏。”②

为了应对瓦克斯曼的法案，格里·凯斯勒（与大卫·凯斯勒无关）站了出来，他是全国最成功的保健品公司之一“自然加法”的创始人。1991年2月22日，格里·凯斯勒邀请70位行业领军人物到他圣塔芭芭拉附近的家中参加会议。与会者都对周围的奢华印象深刻。凯斯勒的家被称为K环牧场，拥有一座面积为17 000平方英尺（约1 579平方米）的大宅、锦鲤池、网球场、游泳池、宾客小屋、健身中心以及成群的鸵鸟和号手天鹅。这个庄园的前任主人是麦当劳的老板雷·克罗克。

业内人士派出了他们最富有、最有影响力的代表参加凯斯勒的会议。出席会议的有索尔格维生素和草药公司的艾伦·斯科尔尼克，该公司后来以5亿美元的价格售出；代表健康食品行业游说团体全国营养食品协会的米尔顿·巴斯、斯科特·巴斯和马蒂·惠特金；古琦女士的创始人桑迪·古琦女士，她是美国西部最大的天然食品销售商；以及斯科

① Food, Drug, Cosmetic, and Device Enforcement Amendment: Ibid., 78.

② Hutt regarding Kessler: Interview with Peter Barton Hutt, October 10, 2011.

特·伦道夫，他拥有经营自然之宝、雷克肖日落、普丽普莱和维生素天地的企业集团——该集团的年销售额超过10亿美元。

格里·凯斯勒是一个强势、精明、极具说服力的人。他的目标是说服每家公司拿出数十万美元来扭转舆论。凯斯勒知道，他无法通过证实自己产品的宣传内容来击败FDA。他最好的机会是说服美国公众，让他们相信FDA真正想要的是限制他们的自由。他认为，我们应该迎合公众摆脱政府控制的愿望，随心所欲地购买他们想要的东西。“我们必须现在就解决这个问题，”凯斯勒警告说，“我们必须组织起来。我们必须说服大众阶层和消费者加入我们的行列进行斗争。”这是一个绝妙的营销策略。很快，格里·凯斯勒就会让数百万美国人相信，不知道自己买的东西是什么最符合他们自身的利益。

尽管科学不站在他这一边，但凯斯勒知道依靠政治仍然可以取得胜利。而且他知道哪位政治家可以做到。事实上，在与行业内部人士开会期间，他根本无须向远处看，会议桌的尽头就坐着他要找的人。坐在首席执行官、游说者和律师中间的是奥林·哈奇的资深助理帕特里夏·奈特和杰克·马丁，奥林·哈奇是犹他州的共和党参议员。奈特很快就会成为哈奇的幕僚长，而马丁则会成为一名行业说客。[1]

奥林·哈奇热爱保健品行业。年轻时，他销售维生素和补充剂；上了年纪后，他每天都服用保健品，包括锯棕榈，用来缩小前列腺。“我真的相信它们，”他说，“我每天都服用。它们让我感觉更好，也让数百万美国人感觉更好。我希望它们能让我在这里工作时得到一点额外的助力。”

保健品行业同样也很喜欢奥林·哈奇。该行业前三十家制造商中有

① Gerry Kessler vs. the Food, Drug, Cosmetic, and Device Enforcement Amendment: Hurley, *Natural Causes*, 72–103.

四家位于犹他州，它们是威德、营养食品公司、自然之道和如新国际。（犹他州是唯一拥有自己的保健品行业协会——犹他州天然产品联盟的州。）在格里·凯斯勒的努力下，犹他州从保健品销售中获取了数十亿美元的利润。哈奇的竞选活动也从中受益。如《自然原因》一书所述，1989年至1994年间，康宝莱国际公司赠与哈奇49 250美元；麦他宝生命赠与31 500美元；雷克肖日落、如新国际和星光国际赠与了88 550美元。此外，根据哈奇2003年披露的财务信息，他还拥有总部位于犹他州的营养补充剂公司法米克斯的35 621股股份。1990年代初，哈奇的儿子斯科特开始为代表维生素和保健品制造商的游说团体工作。哈奇的前幕僚长凯文·麦奎尼斯也是该行业的说客。①

1990年代，凭借手中的数百万美元资金，格里·凯斯勒开展了一场运动，跟1950年代的烟草宣传运动一样，都是以公众健康为代价的行业变现模式。首先，凯斯勒说服保健品生产商向国会寄送预先印好的信件，呼吁保护保健品的选择自由。其次，他把上万家保健品门店变成了政治活动中心，说服员工为向国会寄信的顾客提供折扣。再次，他招募名人为运动发声。“大声呼吁国会和白宫不要让FDA夺走我们的维生素”，女演员茜茜·斯派塞克说。其他演员，如玛丽尔·海明威、维多利亚·佩因德和詹姆斯·柯本也出现在行业展会上。最后，他亲自出马，召集支持者在公开会议上向亨利·瓦克斯曼喊话。“他们占领了会议现场，”瓦克斯曼回忆道，“一个接一个地对我进行谩骂。”瓦克斯曼办公室的一扇窗户上满是番茄砸出的印迹。

后来，瓦克斯曼对格里·凯斯勒反对他修正案的运动进行了总结。“这与我见过的任何其他游说活动都不同，”他说，“人们相信他们所听到

---

① Orrin Hatch and ties to the supplement industry: Hurley, *Natural Causes*, 75–77.

的，因为这符合他们自己的观点，即认为医生和制药公司想要禁用给人们带来健康的替代药物。但他们没有理解到，这种观点是由那些可以从中赚大钱的人操控的，而且他们确实赚得盆满钵满——多达数十亿美元。”

斗争的白热化阶段，格里·凯斯勒在他的办公室里会见了大卫·凯斯勒。“局长，”格里说，“我不知道你是支持我们还是反对我们，但你离开后我还会在这里，这个行业也会在这里。所以，如果你能支持我们就太好了。”“这是威胁吗?”大卫回应道。“不，”格里说，“我只是希望你能支持我们。”格里·凯斯勒是对的。这不是威胁，而是事实。1970 年代中期，威廉·普罗克斯米尔曾把对大剂量维生素进行监管的动议转变成了一项修正案，允许维生素生产商进行更离谱的宣传。现在，格里·凯斯勒凭借其背后一个年收入数十亿美元的行业的金钱、权力和贪婪，将在保健品、矿物质和草药方面实现同样的目标，允许制造商逃避 FDA 的监督，并有效地隐藏关键信息。该法案被称作《膳食补充剂和健康教育法案》——这个名字完美适配了替代医学黑白颠倒的世界，因为在这个世界里，一回事往往意味着另一回事。在这个事例中，教育法案恰恰与教育毫不相干。一切都是颠倒的。现在，消费者无法知道他们购买的东西是否安全或有效。值得注意的是——即使现在回想起来——消费者不仅主动选择不去知道他们买的是什么，还为此进行了游说。

格里·凯斯勒的运动虽然有效，却是民间的，只是仰赖投书和恃强凌弱。他还需要一个有影响力的说客，尤其是对民主党人（哈奇是共和党人）。扭转局势的建议来自新墨西哥州的民主党人比尔·理查森，新墨西哥州长期以来都对替代医学有兴趣。理查森建议格里·凯斯勒联系托尼·波德斯塔，他是华盛顿最有影响力的民主党说客之一，也是后来成为比尔·克林顿幕僚长的约翰·波德斯塔的兄弟。虽然爱德华·肯尼迪曾反对膳食补充剂法案，但他欠托尼·波德斯塔人情，后者为肯尼迪的政治生涯做过很多贡献。波德斯塔说服肯尼迪为格里·凯斯勒的法案举行听证会。

1993 年 7 月 29 日，众议院召开了《膳食补充剂和健康教育法案》听证会。美国食品和药品监督管理局局长大卫·凯斯勒是第一批出庭作证的人之一。他站在一张列出膳食补充剂引起严重副作用的图表旁，说道："想想看，我们的处方药中有一半是从植物中提取的，没有人会对药物有毒副作用这一点有任何怀疑。这就是为什么我们坚持进行严格的测试，以剔除那些具有不可接受的毒性的药物。我们绝不能假设，当植物作为用于治疗的膳食补充剂出售时，所有风险都会消失。"

出庭作证反对该法案的还有多萝西·威尔逊，她是 L-色氨酸灾难的受害者。1989 年，健康食品店出售的一种氨基酸——L-色氨酸引发了神经系统疾病，5 000 多人受到影响，28 人死亡。"主席先生，"坐在轮椅上的威尔逊说，"在你削弱这项法令，使 FDA 难以履行职责之前，请考虑一下我的人生是如何被灾难性地永久改变的。《膳食补充剂和健康教育法案》绝不能通过。否决该法案是正确、勇敢和光荣的做法。"消费者联盟、美国退休人员协会、美国癌症协会、美国心脏协会、美国护士协会和美国内科医师学会也都反对该法案。

8 月，就在哈奇的法案被审议的同时，反对 FDA 监管的活动突破新下限，在全国范围内播放了一则由梅尔·吉布森出演的电视广告。广告以黑底白字开头："洛杉矶，晚上 9 点 57 分。" 身穿黑衣、头戴夜视镜、手持步枪的警察闯进一扇门，冲入浴室。梅尔·吉布森的浴室。"嘿，伙计们，伙计们，"吉布森喊道，"只是维生素而已。"之后出现了警告字幕："联邦政府正在考虑将大多数维生素和其他补充剂归类为药物。美国食品和药品监督管理局已经对医生办公室和保健品商店进行了突击检查。下一步会不会对个人实行突袭?”吉布森被警察戴上手铐时说:“只是维生素 C,你知道的,橙子里的那种?”然后,是广告的主题信息。他说:“捍卫你使用维生素和其他补充剂的权利。现在就致电国会。”在吉布森广告的最后,其他名人也出场了。电视情景喜剧《绿野牧场》的主演埃迪·艾伯特说:“这种事真的可能会发生。不要让他们夺走你的保健品。”乌比·戈德堡说:“美国公民有权自由选择膳食补充剂。”脱口秀主持人珍妮·琼斯说:“我们需要确保国会继续赋予消费者在健康方面做出明智选择的权利。”

听证会最戏剧性的时刻可能是奥林·哈奇和大卫·凯斯勒之间的对决,他们一个是保健品行业的实际代表,一个是努力保护公众的医生。双方交锋的焦点是 FDA 最近因虚假宣传而查封的月见草油。

哈奇:FDA 如此兴师动众,到底要处理什么安全隐患?

凯斯勒:参议员,我可以给你读一下月见草油宣扬的功效。第一个就是治疗癌症。

哈奇:提醒一下,我说的是安全性问题。

凯斯勒:我真正关心的是月见草油宣扬可用于哪些类别的疾病。

哈奇:但我的问题是:你有什么证据证明这种物质是不安全的?

凯斯勒:它自称能治疗许多不同的疾病,从高血压到特应性皮炎。

哈奇:安全性,医生,安全性!这才是问题所在!美国公民有可能死于 FDA 批准的药物还是膳食补充剂的不良反应?

凯斯勒:参议员,我很惊讶。你以为药品中的成分是什么?我们的药品有一半来自植物。药品中含有化学物质,而这些化学物质是天然存在的。

凯斯勒提出了一个几个世纪以来一直存在的论点。化学物质的来源并不重要。化学物质本身才重要。无论它是由制药公司合成的，还是在自然界中发现的，化学物质都是一样的。它应该以同样的方式受到监管。否则，消费者会以为他们得到了安全保证，其实不然。

最终，行业的金钱打败了常识。1994 年 5 月 11 日，《膳食补充剂和健康教育法案》成为法律。该法案将补充剂定义为："一种旨在补充饮食的产品，带有或含有一种或多种以下成分：维生素、矿物质、草药或其他植物成分，或氨基酸。""开天辟地第一回，"丹·赫利写道，"［该法案］将永远终结'食品'和'药品'之间简单的法律二分法，创造出第三种雌雄同体般的类别，既是又不是食品和药品：膳食补充剂。除了常见的维生素、矿物质、草药和氨基酸之外，法律还允许生产商将产品自行定义为'膳食补充剂'，无论其来源是否是人工合成的。将羔羊的大脑放入药物或食品中，需要花费数百万美元和数年时间进行研究，以证明其安全有效；而将其放入补充剂中则可以随意使用，无须任何证据。"①《纽约时报》称其为"蛇油保护法案"。②

判断 1975 年《普罗克斯米尔修正案》和 1994 年《膳食补充剂和健康教育法案》的影响，一个办法是将两种产品进行比较：维生素和万络（Vioxx）。

1999 年 5 月 20 日，FDA 批准默克公司的万络可用于治疗疼痛和关

---

① Gerry Kessler and the Dietary Supplement and Health Education Act：Ibid., 72–103.

② The Snake Oil Protection Act："The 1993 Snake Oil Protection Act," *New York Times*, October 5, 1993.

节炎。这种药物立即取得了成功，年销售额达到 25 亿美元。

2000 年 11 月 23 日，《新英格兰医学杂志》发表了一项研究，将万络与抗炎药萘普生在治疗疼痛方面进行比较。资助这项研究的默克公司希望证明，他们的药物比萘普生更不易引起肠道出血。事实证明的确如此。但有一个副作用是人们始料未及的：服用万络的病人心脏病发作的可能性增加了 4 倍。该研究的作者认为，由于萘普生能抑制血小板聚集（给心脏供血的动脉发生栓塞的必要条件），而万络不能，因此万络并不是导致心脏病发作的原因；它只是无法预防心脏病发作。FDA 不接受这个解释，向默克公司的首席执行官雷・吉尔马丁发出了警告信。FDA 对默克公司没有充分警告消费者万络可能导致心脏病发作表示愤怒。默克公司接受了批评。到 2002 年 4 月，每瓶万络都附有警示标签。①

默克公司曾希望，在与没有抗血小板作用的药物进行比较时，万络并不会增加心脏病发作的风险。2005 年 3 月 17 日，另一项研究发表在《新英格兰医学杂志》上，同样得到了默克公司的支持；这一次，万络与安慰剂进行了比较。研究人员发现，在第二项研究中，心脏病发作的风险低了一些（2 倍对 4 倍）；而且只有在使用该药物至少十八个月后才会出现问题。但风险仍然存在。因此，2004 年 9 月 23 日，在第二项研究结果公布前几个月，默克公司主动将万络从市场上撤下。②“我们采取这一行动，是因为我们认为这最符合患者的利益，”吉尔马丁说，“尽管我们认为可以继续在市场上销售万络，并将新数据进行标注，但考虑到市面上已有［其他］可供使用的药物以及这些数据引发的问题，

① Vioxx study in 2000：C. Bombardier, L. Laine, A. Reicin, et al., “Comparison of Upper Gastrointestinal Toxicity of Rofecoxib and Naproxen in Patients with Rheumatoid Arthritis,” *New England Journal of Medicine* 343（2000）：1520–1528.

② Vioxx study in 2005：R. S. Bresalier, R. S. Sandler, H. Quan, et al., “Cardiovascular Events Associated with Rofecoxib in a Colorectal Adenoma Chemoprevention Trial,” *New England Journal of Medicine* 352（2005）：1092–1102.

我们认为自愿退市是负责任的做法。”①

由于 FDA 的持续监管，消费者对万络引起的问题也了然于心。

那么，万络和维生素哪个更危险呢？的确，两者都有危险性。更好的问题是，为什么所有人都知道万络会导致心脏病，而没有人知道大剂量维生素会导致癌症？答案是我们选择了不去了解。

美国人始终被公关活动所操控。有时，这些宣传会让我们的生活变得更好（戒烟）；有时，它们会让我们的生活变得更糟（开始吸烟）。但是，你必须佩服某些宣传活动，它们让我们不仅想得到某些会带来伤害的事物，而且还为之奔走呼号。全国健康联盟为《普罗克斯米尔修正案》和全国营养食品协会为《膳食补充剂和健康教育法案》发起的活动就是如此。在这两个案例中，行业都操纵了媒体、政客、名人和公众，带火了一个年收入数十亿美元的行业。在这两个案例中，该行业都迫使 FDA 让步，让他们可以对安全性和有效性做出不实的宣传。当发现万络会导致心脏病发作时，FDA 发布了新闻稿，媒体立即予以报道。但 FDA 对维生素和补充剂没有监管，因此无法在出现问题时向公众发出警告。尽管保健品行业巧妙地让人们相信《膳食补充剂和健康教育法案》的核心是做出健康选择的自由，但它实际上是关于做出不知情选择的自由。如果说知识就是力量，那么《膳食补充剂和健康教育法案》体现了无力感。

维生素和保健品行业成功地创造了一种错误的二分法。一边是天然产品：维生素、矿物质、膳食补充剂、植物和草药。因为天然，所以安

---

① Gilmartin regarding Vioxx withdrawal: J. Kelly, “Vioxx Hearing Raises Questions About What Merck Knew and When,” http://www.medscape.com/viewarticle/538025.

全。另一边是药物。因为药物是人造的，所以应该更危险。然而，许多药物都来自自然界，包括抗生素。此外，认为天然产品没有危险的想法也是不切实际的。蚕豆可能会引起严重贫血；蓖麻籽含有蓖麻毒素，这是人类已知的最厉害的神经毒素；曼陀罗含有致幻生物碱；墨西哥沙柑的浆果会导致瘫痪；而阿开木果实会使血糖大幅下降（“牙买加呕吐病”）。大自然母亲会要你的命。①西蒙・辛格和埃德扎德・恩斯特在《致病还是治病》一书中写道：“某个东西是天然的，并不意味着它是好的，非天然的东西也不意味着就是坏的。砷、眼镜蛇毒、核辐射、地震和埃博拉病毒都存在于自然界，而疫苗、眼镜和人工髋关节都是人造的。”②

健康食品店出售的天然产品可能造成危害并不是空穴来风。蓝升麻可导致心力衰竭；肉豆蔻可引起幻觉；紫草、卡瓦胡椒、小槲树叶、响铃草、瓜叶菊、金不换、松萝地衣和缬草可引发肝炎；附子和车前草可导致心律失常；艾草可引起癫痫发作；甜叶菊叶可能会影响生育能力，浓缩绿茶提取物会损害肝脏，乳草籽油和苦橙（枳壳）会导致心脏损伤，侧柏酮会导致神经损伤，浓缩大蒜会引起出血。事实上，历史上最严重的膳食补充剂灾难之一发生在1992年，约有100人因服用一种被发现含有马兜铃属植物的“瘦身”合剂发生肾衰竭；至少70名患者需要进行肾移植或透析，许多人后来还患上了膀胱癌。③2008年，超过200

① Toxic products contained in foods：Food Protection Committee，*Toxicants*.

② Singh and Ernst regarding natural vs. unnatural products：Singh and Ernst，*Trick or Treatment*，222.

③ Harm from herbal products：A. J. Tomassoni，K. Simone，“Herbal Medicines for Children：An Illusion of Safety？” *Current Opinion in Pediatrics* 13（2001）：162–169；A. D. Wolff，“Herbal Remedies and Children：Do They Work？ Are They Harmful？” *Pediatrics* 112（2003）：240–246；I. Choonara，“Safety of Herbal Medicines in Children，” *Archives of Diseases of Children* 88（2003）：1032–1033；Hurley，*Natural Causes*，142–143；A. Abdel-Rahman，N. Anyangwe，L. Carlacci，et al.，“The Safety and Regulation of Natural Products Used as Foods and Food Ingredients，” *Toxicological Sciences* 123（2011）：333–348.

人（包括一个四岁的孩子）因服用含有大剂量硒的“全身保健方”和“全身保健超级方”而中毒。这些产品每份本应含有200微克的硒，但实际上含有40 800微克。[1]此外，草药疗法也可能造成伤害：有两名婴儿因饮用含有薄荷油的草本茶而死亡，还有一名婴儿死于含有辣椒素的通鼻剂。[2]由于膳食补充剂行业不受监管，自1994年《膳食补充剂和健康教育法案》颁布以来，投放市场的51 000种新产品中只有170种（0.3%）有安全测试记录。[3]

而且，可能损害健康的不仅是补充剂本身，还有其中的污染物。2004年，哈佛大学医学院的研究人员测试了从波士顿市政厅附近商店购买的印度草药——迪帕克·乔普拉推广的那种。他们发现其中的五分之一含有达到有害水平的铅、汞和砷。[4]1978年至2004年间，草本药物导致了55起严重或致命的重金属中毒案例。[5]2009年底，备受孤独症儿童家长喜爱的保健品制造商柯克曼实验室召回了1.5万瓶锌剂，因为其中含有未标注的重金属锑。[6]

---

① Selenium disaster: T. Tsouderos, "Dietary Supplements: Manufacturing Troubles Widespread, FDA Inspections Show," *Chicago Tribune*, June 30, 2012.

② Deaths from herbal products: A. J. Tomassoni, K. Simone, "Herbal Medicines for Children: An Illusion of Safety?" *Current Opinion in Pediatrics* 13 (2001): 162–169.

③ Lack of safety testing for dietary supplements: G. Lundberg, "The Wild World of American 'Supplements,'" *MedPage Today*, March 5, 2012.

④ Harvard study of Ayurvedic remedies: R. B. Saper, S. N. Kales, J. Paquin, et al., "Heavy Metal Content of Ayurvedic Herbal Medicine Products," *Journal of the American Medical Association* 292 (2005): 2868–2873.

⑤ Deaths from Ayurvedic remedies: Ibid.; J. Kew, C. Morris, A. Aihie, et al., "Arsenic and Mercury Intoxication Due to Indian Ethnic Remedies," *British Medical Journal* 306 (1993): 506–507. C. Moore, R. Adler, "Herbal Vitamins: Lead Toxicity and Developmental Delay," *Pediatrics* 106 (2000): 600–602; Centers for Disease Control and Prevention, "Lead Poisoning Associated with Ayurvedic Medications—Five States, 2000–2003," *Morbidity and Mortality Weekly Report* 53 (2004): 582–584.

⑥ Antimony contamination: T. Tsouderos, "Dietary Supplements: Manufacturing Troubles Widespread, FDA Inspections Show," *Chicago Tribune*, June 30, 2012.

这些问题毫不鲜见。1983 年至 2004 年间，美国毒物控制中心共收到 130 万起关于维生素、矿物质和膳食补充剂不良反应的报告，其中 175 268 起需要住院，139 起死亡。①

最糟糕的是：大多数美国人并没有意识到发生了什么。哈里斯民意调查发现，68%的人以为政府要求草药生产商报告副作用，58%的人以为必须经 FDA 批准后草药产品才能销售，55%的人以为维生素、矿物质和膳食补充剂生产商不得在没有科学证据的情况下宣称产品安全或有效。②所有这些观念与事实相去甚远。膳食补充剂引起的严重问题是该行业不可告人的秘密。由于《膳食补充剂和健康教育法案》的存在，这些问题始终无人知晓。

2007 年，随着该行业的问题不断增多，FDA 的监管机构终于获准对保健品的生产方式进行监督。虽然他们仍然不能强制要求生产商证明其产品是安全或有效的，但至少他们可以确保产品含有标签上标明的成分。FDA 发现的情况令人震惊。在接受审查的 450 家保健品生产商中，至少有一半存在重大问题。其中一家名为 ATF 康健的公司在没有更改标签的情况下替换了产品成分。还有一些甚至没有产品的配方。还有一些生产厂家在受到老鼠粪便和尿液污染的厂房中生产产品，在一家工厂里，甚至在舀勺旁发现了一只被剖成两半的老鼠。“真是吓人，”FDA 膳食补充剂项目部负责人丹尼尔·法布里坎特说，“业内至少一半厂商是不合规的。”行业贸易组织国家产品协会的副总裁卡拉·韦尔奇称这些

① Harm caused by vitamins and dietary supplements: Hurley, *Natural Causes*, 164.

② Harris poll: Hurley, *Natural Causes*, 19.

调查结果“令人遗憾”[1]。

1994年，当《膳食补充剂和健康教育法案》通过时，膳食补充剂的年销售额为40亿美元；到2007年，达到280亿美元；到2012年，达到340亿美元。[2]美国的“狂野西部”魔药秀再次上演。

① FDA inspects supplement makers：T. Tsouderos，“Dietary Supplements：Manufacturing Troubles Widespread，FDA Inspections Show，” *Chicago Tribune*，June 30，2012.

② Sales of dietary supplements：D. Marcus，“Consumer Reports and Alternative Therapies，” http：//sciencebasedmedicine. org/index. php/consumer-reports-and-alternative-therapies.

第四章

59 000 种补充剂：哪些有效？

“不可能有两类药物。只有经过充分测试的药物和未经测试的药物。”

——玛西娅·安吉尔，《新英格兰医学杂志》前主编

综合营养中心是一个充满希望的乐园。如果人们想要燃烧脂肪、给肝脏排毒、缩小前列腺、摆脱感冒、激活大脑、增强能量、减轻压力、提高免疫力、预防癌症、延长寿命、提高性欲或消除疼痛，只需走入此地。但问题是，哪些产品有效？我们又如何知道它们有效？

要感谢詹姆斯·林德，他让我们可以找到答案。当林德登上英国皇家海军的“索尔兹伯里号”，一心想找到治疗坏血病的方法，他将医学从基于信仰的体系转变为基于证据的体系。我们不再需要“相信”治疗方法。现在，我们可以检验它们是否有效。例如，替代治疗师推荐用银杏或玫瑰和橙子油来增强记忆力，用葡萄籽、黄芪和猫爪草来增强免疫力，用瓜拉纳和冬虫夏草来补充能量，用菊苣根来治疗便秘，用香蜂草油、南非醉茄、苦香皮、西伯利亚人参和圣罗勒来缓解压力，用鼠尾草和黑升麻来治疗痛经，用椰子油和咖喱粉来治疗阿尔茨海默病，用锯棕榈来治疗前列腺问题，用檀香树皮来预防衰老，用大蒜来降低胆固醇，用薄荷油来缓解过敏，用朝鲜蓟提取物和青木瓜来促进消化，用紫锥菊来治疗感冒，用硫酸软骨素和氨基葡萄糖来缓解关节疼痛，用水飞蓟来治疗肝炎，用圣约翰草来治疗抑郁症，用东革阿里来提高

性能力。[1]尽管自詹姆斯·林德时代以来，临床研究的规模和费用大幅增加，但它们是可行的，而且是行之有效的。

制药公司在生产药物和生物制剂时，规则是明确的。公司的科学家首先在动物身上测试产品。如果结果很有前景，他们就会采取下一步行动，逐渐增加参与测试的人数。如果结果仍令人满意，他们就会进行决定性（即所谓的第三期）研究，证明产品是安全和有效的。例如，在美国市面上有两种轮状病毒疫苗[2]（我是其中一种疫苗的共同研发人）。这些疫苗可以预防婴儿腹泻和脱水的常见病因。在轮状病毒疫苗问世之前，美国每年约有 7 万名儿童因轮状病毒引起的脱水而住院治疗；在发展中国家，轮状病毒每天夺走 2 000 名儿童的生命。

研制轮状病毒疫苗并非易事。一种名为轮达停的轮状病毒疫苗第三期试验有来自十一个国家的 7 万多名儿童参与，试验历时四年，耗资约 3.5 亿美元。如果把这项试验中的病人记录一份份叠在一起，高度将超过芝加哥西尔斯大厦（高约 443 米）。只有得到严格的科学研究支持后，FDA 才允许轮达停的生产商声称其产品安全有效；否则该产品不会得到批准。

植物、草药和膳食补充剂的情况则不同。由于《膳食补充剂和健康教育法案》的存在，FDA 无法对它们进行监管；因此，在销售前无须对它们进行检测。有时，膳食补充剂由国家补充和替代医学中心

① Herbal remedies: http: //www. doctoroz. com/ videos/ alternative-health-controversy-pt. 1; http: //www. doctoroz. com/ videos/ alternative-health-controversy-pt. 2; http: www. doc toroz. com/ videos/ alternative-health-controversy-pt. 3.

② Rotavirus vaccines: T. Vesikari, D. O. Matson, P. Dennehy, et al., "Safety and Efficacy of a Pentavalent Human-Bovine (WC3) Reassortant Rotavirus Vaccine," *New England Journal of Medicine* 354 (2006): 23-33; G. M. Ruiz-Palacios, I. Perez-Schael, F. R. Veláquez, et al., "Safety and Efficacy of an Attenuated Vaccine Against Severe Rotavirus Gastroenteritis," *New England Journal of Medicine* 354 (2006): 11-21.

（NCCAM）进行检测，该中心是美国国家卫生研究院的一个分支机构。FDA 和 NCCAM 的区别在于，FDA 要求所有产品在出售前都要经过检测，而 NCCAM 可能会在某些产品上市后才对其进行检测。如果 NCCAM 资助的研究人员发现膳食补充剂无效，他们会将研究结果发表在科学期刊上。产品并不召回。标签也不作更改。没有 FDA 的警告。如果人们不阅读科学期刊，他们就不会知道标签上的宣传是虚假的和有误导性的。

创建国家补充和替代医学中心的幕后推手是汤姆·哈金，这位深受民众喜爱的艾奥瓦州参议员认为自己的过敏症是通过食用蜂花粉治愈的。哈金认为，替代疗法没有被纳入主流的唯一原因是它们没有经过正规的测试。一旦经过测试，一旦每个人都能发现它们确实有效，替代医学就会被现代科学所接受，保险公司也会支付费用。自 1999 年成立以来，NCCAM 工作人员已耗费约 16 亿美元对替代疗法进行研究。他们花费 37.4 万美元纳税人的钱，发现吸入柠檬和薰衣草香味不能促进伤口愈合；花费 39 万美元，发现古印度疗法不能控制 2 型糖尿病；花费 44.6 万美元，发现磁床垫不能治疗关节炎；花费 28.3 万美元，发现磁铁不能治疗偏头痛；花费 40.6 万美元，发现咖啡灌肠不能治疗胰腺癌；花费 180 万美元，发现祈祷不能治愈艾滋病或脑肿瘤，也不能加速乳房再造手术后的愈合。国家补充和替代医学中心还资助了针灸、抚触疗法和蘑菇的研究。①

我们暂且假设每个人都希望患者得到最好的治疗。汤姆·哈金和替

① NCCAM studies: T. Tsouderos, "Bad Science, Suspect Medicine," *Chicago Tribune*, December 11, 2011; E. V. Mielczarek, B. D. Engler, "Measuring Mythology: Startling Concepts in NCCAM Grants," *Skeptical Inquirer* 36 (2012): 35-43.

代治疗师之所以推进国家补充和替代医学中心，是因为他们相信现代医学和古老医学的结合是有价值的。而主流医生和制药公司则希望提供现代科学所能提供的最好的东西。诺贝尔奖获得者、免疫学家彼得·梅达瓦尔称，那些推广各种疗法的人为获得认可而进行的斗争是“善意的阴谋”。他写道：“夸大疗效的说法很少是有意欺骗的结果。它们通常源于一种善意的阴谋，在这种阴谋中，每个人都怀着最好的意图。患者希望康复，医生希望治愈病人，而制药公司则想让医生有能力治愈病人。对照临床试验就是为了避免被这种善意的阴谋所蒙蔽。”①

按照梅达瓦尔的逻辑，传统医学和替代医学这样的术语具有误导性。如果临床试验表明某种疗法有效，它就不是替代品。如果无效，也不是替代品。从某种意义上说，根本不存在替代医学。例如，希波克拉底曾用柳树叶治疗头痛和肌肉疼痛。到 19 世纪初，科学家们从中分离出了阿司匹林的有效成分。17 世纪，一位西班牙医生发现金鸡纳树的树皮可以治疗疟疾。后来，金鸡纳树树皮被发现含有奎宁，这种药物现在已被证明可以杀死导致疟疾的寄生虫。18 世纪后期，威廉·威瑟林使用毛地黄治疗心力衰竭患者。后来，人们发现毛地黄中含有洋地黄，这是一种能增强心脏收缩力的药物。近来，中国医学家使用了一千多年的一种草药青蒿被发现含有青蒿素：另一种抗疟疾药物。耶鲁大学神经学家史蒂文·诺维拉写道：“草药并不是真正的替代疗法。几十年甚至几百年来，它们已经成为医学科学的一部分。草药也是药物，可以作为药物进行研究。我认为问题出在对特定草药产品的监管和营销上，因为它们经常会宣传一些没有证据支持的说法。”② 非常遗憾，当替代治疗师所鼓吹的天然产品接受测试时，它们

① Medawar quote: Singh and Ernst, *Trick or Treatment*, 87.

② Novella regarding herbal remedies: http://theness.com/neurologicablog/index/php/a-skeptic-in-oz/#more-3170.

往往远达不到宣扬的效果。

虽然主流医学尚未找到治疗痴呆或增强记忆力的方法，但替代医学从业者声称他们已经找到了：银杏叶。因此，银杏成为最常用的十大天然产品之一，每年为制造商带来数亿美元的净利润。可惜，销路好不等于效果好。2000 年至 2008 年间，美国国家卫生研究院资助了华盛顿大学、匹兹堡大学、维克森林大学、约翰斯·霍普金斯大学和加州大学戴维斯分校合作进行的一项研究，以确定银杏是否有效。3 000 多名老年人被随机分配服用银杏或安慰剂（糖丸）。两组受试者的记忆力下降和痴呆症发病率是相同的。①

另一个例子是圣约翰草。美国每年有 1 000 万人患重度抑郁症，每年有 35 000 人自杀。每一次成功自杀背后都有十一次自杀未遂。抑郁症是一种严重的疾病；为了治疗这种疾病，科学家们开发出改变血清素等大脑化学物质的药物。这些药物被称为选择性血清素再摄取抑制剂（SSRIs），已获得 FDA 的许可。由于这些药物已被证明对严重抑郁症有帮助，因此医生推荐使用。然而，替代医学从业者有更好的主意——一种更天然、更安全的治疗抑郁症的方法：圣约翰草。因为有很多人使用圣约翰草，而且抑郁症如果没有得到有效治疗可能会导致自杀，所以国家补充和替代医学中心对圣约翰草进行了研究。1998 年 11 月至 2000 年 1 月期间，十一家学术医疗中心把 200 名门诊患者随机分成两组，接受圣约翰草或安慰剂治疗，结果发现两组在抑郁症的任何考量指标上都没

① Gingko and dementia: S. T. DeKosky, J. D. Williamson, A. L. Fitzpatrick, et al., "Gingko Biloba for Prevention of Dementia: A Randomized Controlled Trial," *Journal of the American Medical Association* 300 (2008): 2253–2262.

有差异。①

另一种受欢迎的家庭疗法是用大蒜来降低胆固醇。因为高胆固醇与心脏疾病有关，而心脏疾病是导致死亡的主要原因之一。因为降脂药能降低胆固醇，而许多人选择大蒜来代替降脂药，所以研究人员对大蒜进行了研究。2007 年，斯坦福大学医学院的克里斯托弗·加德纳和同事一起评估了食用大蒜对 192 名低密度脂蛋白胆固醇（坏胆固醇）水平较高的成年人的影响。在为期六个月的时间里，参与者每周六天服用生蒜、蒜粉、陈年大蒜提取物或安慰剂。研究人员每月检查他们的胆固醇水平，最后得出结论："本研究中使用的任何一种大蒜……对中度高胆固醇成人的低密度脂蛋白胆固醇或其他血浆脂质浓度都没有统计学或临床意义上的显著影响。"② 换句话说，选择大蒜来治疗坏胆固醇的患者实际上选择了对可能导致严重甚至致命心脏疾病的问题置之不理。

锯棕榈也很受欢迎。

在年龄增长的过程中，男性的前列腺会增生，阻碍尿液流动。如果不加以治疗，前列腺增生会导致尿路感染、膀胱结石和肾衰竭。幸运的是，松弛前列腺内肌肉或缩小前列腺体积的药物已经问世多年。但替代医学从业者更青睐锯棕榈；超过 200 万男性使用它。

2006 年，国家补充和替代医学中心资助了加州大学旧金山分校、旧金山退伍军人事务医疗中心和北加州凯撒永久医疗机构合作开展的一项

① St. John's wort and depression: Hypericum Depression Trial Study Group, "Effect of Hypericum Perforatum (St. John's Wort) in Major Depressive Disorder: A Randomized, Controlled Trial," *Journal of the American Medical Association* 287 (2002): 1807–1814.

② Garlic and cholesterol: C. D. Gardner, L. D. Lawson, E. Block, et al., "Effect of Raw Garlic Vs. Commercial Garlic Supplements on Plasma Lipid Concentrations in Adults with Moderate Hypercholesterolemia," *Archives of Internal Medicine* 167 (2007): 346–353.

研究。研究人员将 225 名患有中度至重度前列腺增生症状的男性随机分成两组，一组服用锯棕榈，一组服用安慰剂，每天两次，为期一年，结果发现两组在尿流速度、前列腺大小或生活质量方面没有差异。①五年后，再次进行了研究，这次使用的剂量更高。位于圣路易斯县华盛顿大学医学院的研究人员对 369 名男性进行了研究，他们分别服用加大剂量的锯棕榈或安慰剂。同样，泌尿系统症状没有变化。研究报告的作者、该校泌尿外科主任杰拉尔德·安德里奥勒说："现在我们知道，即使是非常大剂量的锯棕榈也完全没有任何作用。男性不应该花钱购买这种草药补充剂来减轻前列腺肥大的症状，因为它显然并不比糖丸更有效。"②

选择相信锯棕榈的炒作，就是选择前列腺增生出现严重并发症的风险。再次证明，自然疗法并没有比其他疗法更好，反而更糟。

另一种受欢迎的药物是水飞蓟。安德鲁·威尔写道："欧洲民间传统医药中最有意思的滋补草药是水飞蓟。这种植物的种子提取物，即水飞蓟素，可以促进肝脏细胞的新陈代谢，保护肝脏细胞免受毒性伤害。我向所有慢性肝炎和肝功能异常的患者推荐这种草药。"威尔没有提到任何支持其建议的研究。他只是要求读者相信他。幸好，已经进行了一项研究。2011 年，北卡罗来纳大学教堂山分校的迈克尔·弗里德博士带领一组研究人员研究了水飞蓟对慢性丙型肝炎患者是否有疗效。超过 150 名感染丙型肝炎病毒的人被随机分为水飞蓟组和安慰剂组。随后，调查员测定了肝损伤程度以及血液中丙型肝炎病毒的载量，结果发现两

---

① Saw palmetto and prostate enlargement: S. Bent, C. Kane, K. Shinohara, et al., "Saw Palmetto for Benign Prostatic Hyperplasia," *New England Journal of Medicine* 354 (2006): 557–566.

② Second study of saw palmetto: K. J. Kreder, A. L. Avins, D. Nickel, et al., "Effect of Increasing Doses of Saw Palmetto Extract on Lower Urinary Tract Symptoms," *Journal of the American Medical Association* 306 (2011): 1344–1351; D. W. Freeman, "Saw Palmetto No Help for Enlarged Prostate, Study Says," *CBS News*, September 28, 2011.

组之间没有差异。①

替代医学从业者还推荐用硫酸软骨素和氨基葡萄糖治疗关节疼痛。2006年，犹他大学的丹尼尔·克莱格带领一组研究人员对其有效性进行了研究。超过1 500人分别服用仅硫酸软骨素、仅氨基葡萄糖、两者合用、安慰剂或塞来昔布（一种获得FDA许可的抗炎药物）。结果只有塞来昔布有效。②

也许在美国最受欢迎的草药疗法是紫锥菊。紫锥菊被用于治疗感冒，每年的销售额高达1.3亿美元。2003年，华盛顿大学西雅图分校的詹姆斯·泰勒及其团队对400多名患感冒的儿童进行了研究，他们接受了十天紫锥菊或安慰剂治疗。结果唯一的区别是服用紫锥菊的儿童更容易出现皮疹。③

并非所有的消息都令人沮丧。一些膳食补充剂实际上可能是有价值的。市面上55 600种补充剂中，④ 有四种对健康人群有益：omega-3脂

---

① Milk thistle for hepatitis：M. Freed，"A Randomized，Placebo-Controlled Trial of Oral Silymarin（Milk Thistle）for Chronic Hepatitis C：Final Results of the SYNCH Multicenter Study，" presented on November 8，2011，at the American Association for the Study of Liver Diseases Annual meeting in San Francisco.

② Chondroitin sulfate and glucosamine for arthritis：D. O. Clegg，D. J. Reda，C. I. Harris，et al.，"Glucosamine，Chondroitin Sulfate，and the Two in Combination for Painful Knee Osteoarthritis，" *New England Journal of Medicine* 354（2006）：795-808.

③ Echinacea for colds：J. A. Taylor，W. Weber，L. Standish，et al.，"Efficacy and Safety of Echinacea in Treating Upper Respiratory Tract Infections in Children，" *Journal of the American Medical Association* 290（2003）：2824-2830.

④ Number of dietary supplements on the market：A. Abdel-Rahman，N. Anyangwe，L. Carlacci，et al.，"The Safety and Regulation of Natural Products Used as Foods and Food Ingredients，" *Toxicological Sciences* 123（2011）：333-348；P. A. Cohen，"Assessing Supplement Safety—The FDA's Controversial Proposal，" *New England Journal of Medicine* January 25，2012（10.1056/NEJMp1113325）.

肪酸可以预防心脏病，钙和维生素 D 可以预防绝经后妇女的骨质疏松症，叶酸可以预防出生缺陷。①

与维生素一样，人体无法自行合成 omega-3 脂肪酸，因此必须从其他来源获取。研究表明，omega-3 脂肪酸可以预防高血压和心脏病。足量摄取 omega-3 脂肪酸的最佳途径是饮食，特别是通过富含脂肪的鱼类，如鲑鱼，以及富含脂肪酸的植物油，如大豆油、菜籽油和亚麻籽油，以及核桃。美国心脏协会建议人们每周至少吃两次富含脂肪的鱼类，以获取足够的 omega-3 脂肪酸。大多数美国人每天摄入约 1.6 克 omega-3 脂肪酸，远远超过维持心脏健康所需的量。

遗憾的是，并不是每个人都能获得他们所需的营养。那些不吃任何富含 omega-3 脂肪酸的食物的人，每天可摄入 500 毫克补充剂。但不要超过这个数量。过多的 omega-3 脂肪酸（如因纽特人饮食中所含）实际上可能会增加出血和中风的风险。②

钙是人体内含量最多的矿物质，血管张力、肌肉功能、神经传导和激素分泌都需要钙的参与。有趣的是，发挥这些功能所需的钙只占人体总钙含量的不到 1%，余下的 99% 储存在骨骼中，支持着骨骼的结构和功能。钙的问题往往在人们年老的时候出现。

在儿童和青少年时期，骨骼形成的速度比骨骼分解更快。在青年和中年时期，这两个过程的发生速度相当。然而，过了五十岁，尤其是绝经后的妇女，骨质破坏速率超过了骨质形成。这不是小问题。当骨骼变

---

① Benefits of supplements：Hurley，*Natural Causes*，260–261.

② Omega-3 fatty acids：P. M. Kris-Etherton，W. S. Harris，L. J. Appel for the Nutrition Committee，"Fish Consumption，Fish Oil，Omega-3 Fatty Acids，and Cardiovascular Disease，" *Circulation* 106（2002）：2747–2757.

薄（被称为骨质疏松症）时，它们更容易断裂。大约三分之一的绝经妇女会发生脊椎骨折，五分之一的妇女会发生髋部骨折。确实，美国每年有150多万人因骨骼变薄发生骨折。避免这一问题的最佳方法是摄入含钙的乳制品，如牛奶、酸奶和奶酪。钙还可以在强化钙的果汁、饮料、豆腐和谷物中获取。

为了降低骨质疏松的风险，建议绝经后的女性饮食中应富含钙元素。由于大多数妇女从饮食中摄取了足够的钙，而且补充钙也未被证明能减少绝经后健康妇女的骨折，因此美国预防服务工作组不建议补充钙。①

维生素D和钙是相互关联的。即使摄入足量的钙，如果没有摄入足够的维生素D，骨骼强度可能仍然会有问题。这是因为维生素D帮助身体从肠道吸收钙。好消息是，当皮肤暴露在阳光下时，维生素D很容易在皮肤中合成。为获得足够的维生素D，人们只需每周至少有两天将脸部、手臂、手或背部暴露在阳光下（不使用防晒霜），每次十到十五分钟。这样就能获得美国医学研究院推荐的600国际单位的维生素D。

然而，有些人不经常出门晒太阳，或者生活在日照较少的气候条件下。因此，许多食物都添加了维生素D，如牛奶、面包、糕点、油脂抹酱、早餐麦片，以及某些品牌的橙汁、酸奶、人造黄油和豆浆饮品。由于多数人都能从食物或阳光中摄取足够的维生素D，而且维生素D补充剂也未显示出能降低健康绝经后妇女的骨折风险，因此美国预防服务工

---

① Calcium："Calcium Supplements：Risks and Benefits，" http：//www. medscape. com/viewarticle/497826_ print；"Dietary Supplement Fact Sheet：Calcium，" http：/ods. od. nih. gov. factsheets/calcium；Mayo Clinic Staff，"Calcium and Calcium Supplements：Achieving the Right Balance，" http；//www. mayoclinic. com/health/calcium-supplements/MY01540；G. Kolata，"Healthy Women Advised Not to Take Calcium and Vitamin D to Prevent Fractures，" *New York Times*，June 12，2012.

作组不建议健康人群补充维生素 D。不过，有一个例外；纯母乳喂养的婴儿每天应补充 400 国际单位的维生素 D，因为母乳中不含维生素 D，而且婴儿暴露在阳光下的时候不多。①

最后，叶酸是一种 B 族维生素，为红细胞生成所必需。没有叶酸，人们会患贫血。但这不是最大的问题。研究人员已经证明，叶酸缺乏可能导致更严重的问题——严重的先天性缺陷。缺乏叶酸的孕妇生下的婴儿可能患有脊柱、颅骨和脑部的畸形。为了避免叶酸缺乏，人们每天需要摄入约 400 微克。

富含叶酸的食物包括菠菜、西兰花、莴苣、芜菁、秋葵和芦笋等蔬菜，香蕉、甜瓜和柠檬等水果，以及豆类、酵母、蘑菇、牛肝和牛肾、橙汁和番茄汁等。然而，许多孕妇在饮食中并没有摄入足够的叶酸。因此，1998 年 1 月 1 日，美国食品和药品监督管理局要求生产商在面包、早餐麦片、面粉、玉米粉、通心粉、大米、烘焙食品、曲奇、薄饼干和某些谷物中添加叶酸。现在，几乎不可能出现叶酸缺乏症。尽管如此，仍建议女性每天摄入 400 微克的叶酸，可以从食物或补充剂中摄取，也可以同时从两者中获得。由于大约一半的怀孕是计划外的，而且出生缺陷发生在妊娠早期，因此所有育龄妇女都应确保摄取足够的叶酸。②

---

① Vitamin D："Dietary Supplement Fact Sheet：Vitamin D，" http：//ods. od. nig. gov/factsheets/VitaminD-QuickFacts；"Vitamin D，" *MayoClinic. com*；"Find a Vitamin or Supplement：Vitamin D，" *WebMd*；"What Is Vitamin D？ What Are the Benefits of Vitamin D？" *Medical News Today*；G. Kolata，"Healthy Women Advised Not to Take Calcium and Vitamin D to Prevent Fractures，" *New York Times*，June 12，2012.

② Folic acid："Dietary Supplement Fact Sheet：Folate，" http：//ods. od. nig. gov/factsheets/Folate-HealthProfessional；"Find a Vitamin or Supplement：Folic Acid，" *WebMd*；"Folic Acid，" http：//www. womenshealth. gov；Centers for Disease Control and Prevention，"Folic Acid Recommendations，" http：//www. cdc. gov/ ncbddd/folicacid/recommendations/html.

归根结底，如果一种药物有效（如叶酸能预防出生缺陷），它就是有价值的，如果无效（如用锯棕榈缩小前列腺），它就没有价值。“那些有效的替代疗法药物，”麦吉尔大学化学教授兼科学与社会办公室主任乔·施瓦茨说，“有一个名称，就叫作药物。”

第四部　江湖神医群星闪耀时

第五章

绝经与衰老：苏珊娜·萨默斯的高见

“不要温柔地走进那个良夜，

愤怒吧，愤怒吧，反抗光明的消逝。”

——迪伦·托马斯

名人为商品带货。奎恩·拉蒂法为“封面女郎”化妆品带货。史努比狗为百事可乐带货。沙奎尔·奥尼尔为康卡斯特有线带货。史努琪为奇妙开心果带货。因为我们信任名人，所以他们吆喝什么我们就买什么。这与专业知识无关。我们购买商品，不是因为我们认为奎恩·拉蒂法是美容专家，史努比狗是饮料专家，沙奎尔·奥尼尔是媒体专家，史努琪是营养专家。我们购买产品，是因为喜欢他们的演技、歌唱、扣篮，以及史努琪随意做的任何事情。

名人还会提供医疗建议。拉里·金告诉我们银杏可以改善记忆力；汤姆·克鲁斯说精神科是伪科学；罗杰·摩尔认为鸭肝会导致阿尔茨海默病；英国模特海瑟·米尔斯称肉类会在我们的结肠中停留四十年；格温妮丝·帕特洛声称拔罐——一种脱胎于放血的古老疗法——能治疗感冒和流感。事实上，帕梅拉·安德森、辛迪·克劳馥、裘德·洛、大卫·贝克汉姆、保罗·麦卡特尼、查尔斯王子和雪儿等各路名人几十年来都在大肆宣扬顺势疗法的益处。[①]

但是，在销售替代医疗产品方面，也许没有哪位名人比苏珊娜·萨默斯赚得更多。

萨默斯最初在《美国风情画》中饰演雷鸟车里的金发女郎，在克林特·伊斯特伍德的《神枪手》中饰演泳池女郎。1978年，她的事业取得突破，在美国广播公司（ABC）的《三人行》中扮演克丽丝·斯诺，与乔伊斯·德威特和约翰·里特联袂主演。第五季开始时，萨默斯与她的合作演员有了嫌隙。她对艾伦·阿尔达和卡罗尔·奥康纳等男演员片酬更高感到恼火，要求将每集的片酬从3万美元提高到15万美元。遭到制片人拒绝后，萨默斯为表示抵制，假称肋骨骨折。那一季结束后，她被解雇，为珍妮莉·哈里森所取代。萨默斯起诉美国广播公司，要求200万美元的赔偿，但没能如愿；不过她很快找到了其他工作。从1980年代中期到1990年代，她主演了情景喜剧《她是警长》和《循序渐进》。她还在赌城拉斯维加斯进行表演。但她最广为人知的角色是"美腿大师"的代言人，"只需每天按压几下，就能为你的腿进行保养、塑形，让大腿内侧变得紧实"。

2001年，在接受了乳腺癌的常规治疗（肿瘤切除术和放疗）后，萨默斯选择了替代疗法进行术后护理。"我选择了一种非常规的方法来治疗我的癌症，"她对拉里·金说，"当时他们说：'好吧，这是我们要做的……他莫昔芬，这是一种术后辅助治疗药物，哦，顺便说一下，它会让你发胖。哦对了，你可能会有五年的抑郁症状。'我觉得这听起来不像是个很好的选择。后来我发现了一种能够保养免疫系统的药。我想，选养生还是服毒呢？所以，我决定选另外这条路。"② 萨默斯没有选择他莫昔芬，而是选择了伊斯卡多，一种由槲寄生制成的替代药物。

---

① Celebrities offer medical advice：John Stossel，*Fox Business Network*，February 24，2011；Singh and Ernst，*Trick or Treatment*，251.

② Somers on Larry King Live：*Larry King Live*，CNN，October 14，2006.

乳腺癌将苏珊娜·萨默斯带入了替代医学的世界。但更年期让她成了一名圣斗士。

萨默斯在与乳腺癌斗争八年后对奥普拉说："当它来临时，就像一辆麦克卡车撞向我。就在我五十岁生日那天。从那时起，我开始了长达三年的艰苦历程，我失眠、情绪低落、体重增加、头发和皮肤都发生了变化。"① 在同一档节目中，奥普拉请妇科医生克里斯蒂安娜·诺斯鲁普解释发生了什么。"当有人提到潮热、情绪波动、易怒、月经不调时，他们实际上指的是围绝经期的过渡期。这通常是一个长达五到八年的过程，从月经不规律开始，通常发生在四十五岁时。"② 简单来说，就是卵巢停止分泌两种激素：雌激素和孕激素。萨默斯的描述更有娱乐精神："更年期的七个小矮人突然找上门来：瘙痒、烦躁、盗汗、嗜睡、浮肿、健忘和干涸。"③

萨默斯对医疗机构无法帮她缓解症状感到沮丧。"当我辗转于几个医生之间时，"她写道，"我意识到我只能靠自己。似乎没有一个医生了解进入更年期的过程。我想要一种自然、有效的方式来应对这个问题。后来，我找到了解决办法——一位业内前沿的内分泌学家、抗衰老专家医生为我制定了一个治疗方案。"效果立竿见影。"哇！"萨默斯写道，"我的生活改头换面。我又能睡着了。我心情好起来了。我不再瘙痒、发牢骚、哭泣，最重要的是，不再发胖。"④ 萨默斯成了忠实信徒。她想要"在屋顶装上喇叭昭告天下"。她把这段经历写成了书。她告诉了CNN的拉里·金。她告诉了罗茜·奥唐纳，后者在《乔伊·贝哈尔秀》

① Somers and Mack truck: *The Oprah Winfrey Show*, January 29, 2009.

② Christiane Northrup on menopause: *The Oprah Winfrey Show*, January 15, 2009.

③ The Seven Dwarfs of Menopause: Somers, *The Sexy Years*, 2.

④ Somers finds the answer to menopause: Somers, *Ageless*, 5.

上谈到了此事。

贝哈尔：你还处在更年期吗？我们以前在《观点》节目时，你每天都会潮热。

奥唐纳：过去了。四十一岁开始，四十四岁结束。在我退出《观点》节目后，苏珊娜·萨默斯给我打电话说，你知道吗，我感觉你的暴躁是可以治好的。

贝哈尔：真的吗？

奥唐纳：我说，你在开玩笑吗？她说，不，真的，你为什么不试试这个呢？于是我去找了她的一位医生，过去四年我一直在用这种乳膏，感觉好了10倍。

贝哈尔：暴躁消失了吗？

奥唐纳：算是吧。①

然后，萨默斯又告诉了奥普拉。“只用了一天……我感觉阴霾消散了，”奥普拉在她的杂志里写道，“三天后，天空变得更蓝，我的大脑不再迷糊，记忆更加清晰。我真的哼起了歌，脚步也变得轻快。”② 对苏珊娜·萨默斯、罗茜·奥唐纳和奥普拉·温弗瑞来说，更年期症状已经被治愈。这种神奇的药物是什么呢？

更年期的治疗经历了几次转变。起初，采用的是似乎显而易见的方法：补充雌激素和孕激素。“1960年代，罗伯特·威尔逊一本名为《永葆女人味》的书很受欢迎，”克里斯蒂安娜·诺斯鲁普告诉奥普拉，“这本书把雌激素吹捧成灵丹妙药。雌激素成了人人都应该服用的神药。”

---

① O'Donnell on CNN: *The Joy Behar Show*, February 17, 2011.

② Oprah and bioidentical hormones: W. Kosova, "Live Your Best Life Ever!" *Newsweek*, May 30, 2009.

事实证明，事情并没有那么简单。虽然替代激素起作用，但代价也不小。2002 年，隶属于美国国家卫生研究院的“妇女健康倡议小组”的研究人员对 1.7 万名妇女进行了雌激素和孕激素的影响研究。研究人员最初计划对妇女进行为期八年的追踪调查，但当他们发现乳腺癌发病率急剧上升时，研究被提前终止。不仅有乳腺癌的问题，激素替代疗法还增加了心脏病、中风和血栓的风险。①因此，医生们对激素替代疗法开始感到畏惧，不愿再使用。

妇女们不知该如何是好。但苏珊娜·萨默斯有她的解决方案——这个方案催生了一个价值 10 亿美元的产业。“是什么让那些可恶的小矮人望而却步?”萨默斯写道，“是天然的生物同源激素。”② 萨默斯认为，替代激素会导致心脏病、血栓和癌症，因为它们是由大型制药公司生产的，不是天然的。如果女性使用植物中的激素——且由小型复方药房生产——她们就可以摆脱更年期七个小矮人的困扰，而不会有任何风险。

在奥普拉·温弗瑞的支持下，在苏珊娜·萨默斯的推广下，在克里斯蒂安娜·诺斯鲁普等妇科医生的背书下，生物同源激素在全国掀起一阵现象级热潮。然而，此事在逻辑上存在一些缺陷。

首先，雌激素就是雌激素。无论它是从大豆、野生山药还是马尿中提纯出来的，它都是同一种分子。来源并不重要。唯一重要的是最终产品的分子结构。芝加哥西北大学医学院妇产科助理教授劳伦·斯特赫尔说：“他们的意思是生物同源激素更好，是一种不同的东西。但其化学

① 2002 Women's Health Initiative study: J. E. Rossouw, G. L. Anderson, R. L. Prentice, et al., “Risks and Benefits of Estrogen Plus Progestin in Healthy Postmenopausal Women: Principal Results from the Women's Health Initiative Randomized Controlled Trial,” *Journal of the American Medical Association* 288 (2002): 321-333.

② Somers sends the dwarfs packing: Somers, *Sexy Years*, 4.

结构与 FDA 批准的产品完全相同。”① 麦吉尔大学化学教授乔·施瓦茨写道：“物质的性质取决于分子结构，而不是来源。在评估有效性和安全性时，物质是合成的还是天然的完全不相关。”②

其次，尽管大众普遍认为大型制药公司与小型复方药房之间存在差异，但这是有误导性的。斯特赫尔说：“它们（生物同源激素和传统激素）多数都是在同一家德国的工厂生产的。也有几个厂家在美国。他们从植物中合成激素，然后供货给复方药房和大型制药公司。”③

如果生物同源激素和传统激素是在同一个地方生产的同一种产品，那么它们可能具有相同的风险。“生物同源行业的主要营销手段是，你可以同时留着蛋糕又吃掉蛋糕，”凯斯西大学妇产科教授伍尔夫·乌蒂安说，“他们声称这些产品与制药公司生产的产品不同。它们有着所有的好处，但没有任何风险。如果你相信他们的话，还不如去相信牙仙的存在。”④

生物同源激素与传统激素的区别并不在于一个是天然的而另一个不是。或者一个安全，一个不安全。区别在于一个是无监管行业的产物，而另一个不是。斯特赫尔表示：“人们觉得它们并不危险，不需要监管。而我认为应该对它们进行监管，这样我们才能知道你买到的产品品质如何。”⑤ 斯特赫尔有理由感到担忧。2001 年，美国食品和药品监督管理局对十二家复方药房的二十九种产品进行了检验，发现 34% 的产品未能通过标准质量或效力测试。⑥出于这些原因，负责公众健康的机构

---

① Streicher regarding chemical structures: *The Oprah Winfrey Show*, January 29, 2009.

② Schwarcz regarding natural substances: Schwarcz, *Fly*, 129.

③ Streicher regarding hormone manufacture: *The Oprah Winfrey Show*, January 29, 2009.

④ Utian and the Tooth Fairy: *The Oprah Winfrey Show*, January 15, 2009.

⑤ Streicher and dangerous perceptions: *The Oprah Winfrey Show*, January 29, 2009.

⑥ Unreliability of compounding pharmacies: Press release, American College of Obstetrics and Gynecology, "No Scientific Evidence Supporting Effectiveness or Safety of Compounded Bioidentical Hormone Therapy," October 31, 2005.

并未支持生物同源激素革命。美国妇产科医师学会、美国临床内分泌医师协会、美国医学协会、美国癌症协会、梅奥诊所和美国食品和药品监督管理局都发表声明说，生物同源激素的风险可能与传统激素一样大。

苏珊娜·萨默斯发现生物同源激素可以治疗更年期综合征只是一个开始。很快，她就意识到还可以有更大作为。她写道："我们衰老是因为激素减少。我们的激素却并不是因为衰老而减少。"① 萨默斯认为，生物同源激素可以让时光倒流："你不想生病吧？你不想变胖，萎缩，失去活力、性欲和心智，也不想患上任何与衰老密切相关的疾病，对吗？你不想你的骨骼脆弱得无法支撑身体。不想背着氧气罐走来走去。你也不想因为自己处于老年痴呆症的初期或晚期，而被家人像对待老马一样赶到牧场上吧？但你猜怎么着？你的后半生会比前半生过得更好。这种新药物，能带给你更好的生活、更健康的生活、充满青春活力的生活。而生物同源激素替代是其中的重要成分。"② 但它远不是唯一的成分。

萨默斯的抗衰老疗法并不简单易行。她向奥普拉解释说："我起床后，从注射雌激素开始，一个月中每天都要注射。每个月中的两周，我注射孕酮。这只手臂打雌激素。这只手臂打孕酮。"然后，她开始注射雌三醇（雌激素的一种）。"我注射的另一种药物是雌三醇，每天经阴道注射 2 毫克，我就不向你展示我是如何注射了。"然后，萨默斯吞下一些药片，里面含有钙、镁、叶酸、辅酶 Q、氨基葡萄糖、维生素 C、爱斯基摩鱼油、omega-3 脂肪酸、花源益生菌、肾上腺素 180（"因为我的肾上腺受损了"）、腺苷甲硫氨酸（SAM-e）、圣约翰草、L-色氨酸、月

① Somers regarding hormones and aging: Somers, *Ageless*, xxiii.

② Somers on hormones as anti-aging medicine: Ibid., 12-14.

见草油、L-谷氨酰胺、肉碱、L-酪氨酸、L-牛磺酸、卵磷脂、甘氨酸、磷脂酰丝氨酸、烟盾、红景天、白茶胶囊、宿主防御孢子、斋风来梅草本合剂、圣罗勒、姜黄原力、硒、锌、莱可波、灵芝菇、肉桂、露拉灵瘦身胶囊、芸豆提取物、野芒果、绿茶磷脂体、姜黄素、γ-亚油酸、白藜芦醇、维生素 E、维生素 D 和维生素 K2。她还为自己注射人体生长激素和复合维生素 B。然后，她在肝脏上方的皮肤涂抹“少许谷胱甘肽擦剂，保持肝脏活力”。①最后，为了确保万无一失，萨默斯还服用了多种维生素。奥普拉对此深信不疑。她说：“很多人都觉得苏珊娜疯疯癫癫，但她可能是一位先驱。”②

这一套下来，苏珊娜·萨默斯感觉自己像变了一个人——一个更年轻、更健康的女人。“现在已经过去四年了，我感觉自己像个三十岁的人，”六十岁的萨默斯在《永远性感》一书中写道，“我现在意识到这就是我们一直在寻找的秘方。人们总是对我说，‘你看起来棒极了’，我可以看到他们在仔细观察我的脸。最重要的是，我的性欲又回来了，而且更加强烈。我又有了恋爱般的心情。在结婚三十五年后，看着我的丈夫，心里还阵阵萌动，真是美妙极了。他也万分开心！”③

其他名人也接受了萨默斯的养生法，包括西蒙·考威尔。2001 年，考威尔声称，静脉注射鸡尾酒维生素 B12、维生素 C 和镁使他身心都焕发青春：“这是一种令人难以置信的温暖感觉，”考威尔说，“你会感觉所有的维生素都在你体内流动。这让人内心宁静。”④

---

① Somers' anti-aging regimen: Somers, *Sexy Years*, 297; Somers, *Ageless*, 317, Somers, *Sexy Forever*, 130, 139; Somers, *Breakthrough*, 66–70; *The Oprah Winfrey Show*, January 29, 2009.

② Oprah and "quackadoo": W. Kosova, "Live Your Best Life Ever!" *Newsweek*, May 30, 2009.

③ Somers on reinvigorated sex life: Somers, *Ageless*, 35.

④ Simon Cowell and anti-aging vitamins: A. Jha, "Scientists Buzz Simon Cowell for Promoting Pseudoscience," *The Guardian*, December 27, 2011.

衰老问题专家们并不支持萨默斯的抗衰革命。2002 年，以杰伊·奥尔山斯基、莱昂纳多·海弗里克和布鲁斯·卡恩斯为首的 51 位专家发表了意见。奥尔山斯基是伊利诺伊大学公共卫生学院教授，著有《追求不朽：抗衰老前沿科学》一书。海弗里克是加州大学旧金山分校医学院解剖学教授，著有《我们如何以及为何衰老》一书。卡恩斯是俄克拉何马大学健康科学中心老年医学系教授。他们写道："目前市场上还没有任何一种干预措施被证明能够延缓、阻止或逆转人类衰老。如今，任何声称提供抗衰老产品的人要么是弄错了，要么是在撒谎。对衰老及其影响的系统研究正在进行中，有朝一日可能会提供减缓我们不可避免的衰退、延长健康和寿命的方法。然而，那一天尚未到来。"①

萨默斯并没有对这些批评置之不理。她认为贪婪的制药公司和无知、被洗脑的医生之间存在着共谋，她写道："在医学院里，学生们对内分泌知识所学甚少，他们只花了四个小时的时间学习如何开激素处方。如果医生没有好奇心，那么他或她的信息主要来自药企。你无须聪明绝顶就能明白，医生从制药公司的宣传月刊上获得的信息很可能是有偏差的，毕竟，这是一门生意。"②

在某种意义上，苏珊娜·萨默斯是对的。我们的确比过去活得更长。在她写的许多书中，她给出的建议都解释了原因：多吃水果和蔬菜、多运动、睡眠充足、不吸烟、少吃糖、减少压力。人们之所以活得更长，并不是因为他们改变了变老的方式，而是因为他们改变了生活方式。但是，当萨默斯声称可以延缓或逆转衰老过程时，她就进入了一个

① Statement by experts on aging: S. J. Oshansky, L Hayflick, B. A. Carnes, "No Truth to the Fountain of Youth," *Scientific American*, http: //www. scientificamerican. com/article. cfm? id=no-truth-to-the-fountain-of-youth&print=true.

② Somers regarding conspiracy: Somers, *Ageless*, 27.

魔幻世界。她并不是第一个。亚历山大大帝和庞塞·德莱昂都曾寻找过传说中的不老泉；从那时起，名人和冒充专家的治疗师就一直在兜售他们的灵丹妙药。这是一个有利可图的市场。人人都想活得更长。伍迪·艾伦说："我不想通过我的作品来实现永生。我想通过不死来实现。"

如今的抗衰老骗子和一百年前的杂耍艺人没什么两样。和萨默斯一样，他们声称自己的疗法没有进入主流的唯一原因是大型制药公司的阻挠。克里斯蒂安娜·诺斯鲁普写道："合成激素之所以继续使用，是因为天然化合物无法申请专利。因此，使用它们并不符合制药公司的经济利益。"① 萨默斯和诺斯鲁普都把自己定位成对抗歌利亚的大卫王。他们是努力帮助人们永葆青春的小人物，而制药公司则是唯利是图的邪恶巨头。在网站、DVD、书籍和小册子上，抗衰老药物的推广者总是用一句他们知道会奏效的话来宣传自己的产品："制药公司不想让你知道的事。"

整件事很有讽刺意味。抗衰老产业的利润可与许多制药公司媲美，推广者赚得盆满钵满。②苏珊娜·萨默斯自己就是一个产业。在她的网站上，她只推广一个品牌的维生素、补充剂和矿物质：再生机（RestoreLife）。有再生机矿物质礼包、补充剂入门套装、白藜芦醇、omega-3和维生素D3，还有再生机肠道新生、骨骼新生、静心新生、甜梦新生和美腿新生。萨默斯销售自有品牌的食品、烹饪用具和甜味剂（SomerSweet®），以及护肤、减肥和排毒产品。她还销售控制食欲的纳米技术贴片。这些产品让苏珊娜·萨默斯成了千万富翁。她就在做抗衰老的生意。她在书中和网站上宣传的医生和复方药房也是如此。

虽然这些抗衰老大神们抨击主流医学不站在他们这一边，但他们最

---

① Northrup on pharmaceutical companies: Northrup, *Women's Bodies*, 546–547.

② Anti-aging industry: Jacoby, *Never Say Die*, 91.

大的问题是科学也不站在他们这一边。

奥尔山斯基、海弗里克和卡恩斯认为，我们衰老最重要的原因是氧化作用，氧化释放出的自由基会损伤DNA。随着DNA变异的累积，细胞功能受损，导致更容易感染和患病。问题的核心是线粒体：每个细胞中的小细胞器在将营养物质转化为能量的同时释放自由基。由于将营养物质转化为能量是生存所必需，而且这一过程会产生最终导致我们死亡的自由基，因此我们生来就注定会死亡。他们写道："一旦生命的引擎启动，人体就不可避免地播下了自我毁灭的种子，这是无法逃避的生物学现实。"①

奥尔山斯基、海弗里克和卡恩斯2002年在《科学美国人》上发表了他们对抗衰老药物的批评。那时候，他们知道有人提出了硒、β-胡萝卜素、维生素A、C和E等抗氧化补充剂能对抗自由基的破坏作用。但对抗氧化剂的研究才刚刚起步，还不知道结果如何。然而，他们所写的内容却是对未来的不祥预言："抗氧化剂是一种备受推崇的补充剂，被吹嘘为具有抗衰老的功效。支持者声称，如果摄入足量的抗氧化补充剂，就能吸收自由基，减缓或阻止导致衰老的过程。但消除所有自由基会杀死我们，因为它们在生化反应中执行某些必要的中间步骤"②。事情正是如此。现在，研究表明，摄入大量具有抗氧化作用的维生素和膳食补充剂的人更容易罹患癌症和心脏病，而且寿命更短。他们写道："人们可能会尝试某种所谓的抗衰老干预措施，认为自己不会有什么损失。但他们应该三思。"③

---

① Experts on aging regarding oxidation: S. J. Oshansky, L Hayflick, B. A. Carnes, "No Truth to the Fountain of Youth," *Scientific American*, http://www.scientificamerican.com/article.cfm?id=no-truth-to-the-fountain-of-youth&print=true.

② Experts on likely effect of antioxidants: Ibid.

③ Experts on harm of anti-aging drugs: Ibid.

自由基并不是我们衰老的唯一原因。1960 年代初，当时在费城威斯塔研究所工作的科学家莱昂纳多·海弗里克收到了来自瑞典的堕胎手术中取得的胎儿细胞。海弗里克把这些细胞带到实验室，浸泡在营养液中。他想看看这些细胞的繁殖次数。结果令他大吃一惊。无论他多么用心——无论他在营养液中加入多少促进生长的物质——细胞在凋亡前大约只能繁殖 50 次。莱昂纳多·海弗里克证明了德国生物学家奥古斯特·魏斯曼八十年前提出的观点："死亡的发生是因为细胞分裂不是无限的，而是有限的。"

尽管氧化和有限的细胞分裂对死亡的相对影响尚不明确，但有一点是肯定的。苏珊娜· 萨默斯的草药、咖啡灌肠和谷胱甘肽肝脏擦剂并不能解决我们如何以及为什么会衰老的根本问题。

萨默斯写过很多书，每本封面上都有她的照片。她很漂亮。事实上，她看起来并不比她在《三人行》中扮演克丽丝·斯诺时更老。鉴于她当时只有三十多岁，而现在已经六十多岁，这一点非常了不起。但照片是会骗人的。由于萨默斯的抗衰老药物并不能逆转或减缓衰老过程，而她却自称可以做到，所以她别无选择，只能启用 B 计划。2006 年 10 月 14 日，萨默斯参加了拉里·金的直播节目，宣传生物同源激素。

金：除了内在感觉良好之外，你的外表是否看起来更好？

萨默斯：你说说看。我的外表看起来更好吗？

金：但你可能做了整形手术。我不会知道。

萨默斯：这是我的真实面容。这是激素的功劳。

金：你没有做过整形手术？

萨默斯：我注射过填充物。

金：什么意思？肉毒杆菌？

萨默斯：是的。是的。所有人都会这么做。①

“今天，我们有了新的年轻化技术，比如胶原蛋白和肉毒杆菌毒素等填充物，”萨默斯写道，“过去的面部提升术看起来很怪异，而且已经过时，而现在适度使用注射美容的优势是它帮助你保持年轻的外表，而不会看起来‘怪异’。它的目标是看起来自然。”② 如果肉毒杆菌毒素和胶原蛋白不起作用，萨默斯建议用电流电击脸部。“我有一个叫‘美容大师’的东西，”她对拉里·金说，“我已经用了十四年了。我不想给自己做广告，不过它在我的 suzannesomers. com 网站上有售。这是一种微电流拉皮机……它能让你皮下肌肉饱满。”③

因此，在所有这一切的基础上，苏珊娜·萨默斯除了每天服用 60 粒维生素、补充剂、矿物质和草药，在手臂上涂抹雌激素和孕酮，在肝区涂抹谷胱甘肽，往阴道里注射激素，往直肠里灌咖啡，还开始求助于一种能让她看起来更年轻的事物：整形手术。这与她所宣扬的一切完全背道而驰。当你在脸上直接注射人类已知的最强毒素之一（肉毒杆菌毒素）时，就很难说服人们应该自然地生活。（肉毒杆菌的毒性非常强大，只要 0. 000 000 01 克就能使面部肌肉麻痹。）

2011 年 2 月，萨默斯的故事又发生了离奇的转折。在参加加拿大一档脱口秀节目时，粉丝们发现她的外貌发生了巨大变化。“苏珊娜的面部看起来非常浮肿，嘴唇看起来像香肠，”底特律的整形外科医生托尼·尤恩说，“这些都是干细胞面部提升术的明显迹象，医生在皮下注

① Somers on *Larry King Live*: *Larry King Live*, CNN, October 14, 2006.

② Somers on Botox: Somers, *Ageless*, 381.

③ Somers and the FaceMaster: *Larry King Live*, CNN, October 14, 2006

射脂肪和干细胞。”[①] 干细胞面部提升术在美国未获批准。2012 年，萨默斯做了干细胞丰胸。[②]

说起来，我们都不愿意接受变老，这有些可悲。苏珊·雅各比在《永不言败：新老年时代的迷思和营销》一书中写道：“过去二十年来，任何没有被埋在地窖里的人都肯定知道，媒体大肆吹捧‘新老年’现象，认为它能让六十岁、七十岁、八十岁、九十岁甚至更老的人享受到他们的先辈无法想象的富足、充实、健康、充满冒险精神、性感、衣食无忧的生活。”“到了八十五岁或九十岁，不管还有什么美事在前面等着我们，只有傻瓜或生活极为不幸的人才会畅想，好日子还在后面。”[③] 萨默斯不这么认为。“现在是 2041 年，”她写道，“这就是我，苏珊娜·萨默斯，今年九十四岁。我身体健康，骨骼强壮，脑子比以往任何时候都灵光。我每天快乐、兴奋、神采奕奕地醒来。大多数清晨都从和我一百零五岁的丈夫艾伦的美妙性爱开始，他也坚持同样的健康养生法。我不是那种被丢在角落里的‘老人’，更不是那种被送进养老院的‘老人’。不，那不是我，我早早就明白了。我想活着，真正地活着。所以我跳上了新医学的快车，一去不回头。我的朋友们嘲笑我，说我是‘疯子’‘养生狂魔’，但现在谁笑到了最后？”[④]

没有人可以否定萨默斯的乐观。没有人可以否定她对过上更好、更

---

① Somers' stem-cell facelift：M. Strobel，"Suzanne Somers：A Supermarket Scare，" *Toronto Sun*，February 3，2011；"Suzanne Somers Plastic Surgery Disaster Shocker，" *National Enquirer*，http：//www. nationalenquirer. com/print/33469.

② Somers' stem-cell breast augmentation transplant：L. Hamm，"Suzanne Somers Gets Experimental Breast Reconstruction，" *People*，http：//www. people. com/people/article/0，20567432，00. html.

③ Jacoby on aging：Jacoby，*Never Say Die*，xi，5.

④ Somers in 2041：Somers，*Breakthrough*，1.

充实、更有成就的生活的追求。但是，苏珊娜·萨默斯不仅仅是一个怒斥光明即将消逝的公民。她是一个年销售额达 60 亿美元的行业的有偿推销员，她兜售的药品毫无用处，却极有可能造成伤害——她是一个希望你背弃科学的骗子。"从非科学家的角度来看，要区分真正的抗衰老科学和琳琅满目的产品并不容易，从未经验证和测试的保健品到那些认为年龄只是一个数字和一种心态的人所写的自助书籍，不一而足，"雅各比写道，"营销人员最不希望看到的就是公众能够保持清醒，在证据的基础上评估这些药剂是否只是在否认生理衰老的现实和必然性。"①

苏珊娜·萨默斯并不是唯一创造了替代疗法山寨产业的名人。与萨默斯一样，还有一位也是电视和电影明星，她相信自己找到了被医学机构所无视的治疗方法。不过，这一次的目标受众不是更年期或年事已高的成年人，而是急于为孩子找到治疗方法的父母们。

① Jacoby on gullible public：Jacoby，*Never Say Die*，90–91.

第六章

孤独症的魔笛手：珍妮·麦卡锡的十字军

“仔细想想，除了希望，还有其他选择吗?”

——兰斯·阿姆斯特朗

珍妮·麦卡锡的电影作品包括《笨人一族》《棒篮小子》《恋爱刺客》和她与卡门·伊莱克特拉共同编剧的《败犬女王的异色之旅》。最近，麦卡锡还在《我的名字叫厄尔》《查克》《向我开枪》和《好汉两个半》中客串演出。她的新书于2010年出版，名为《爱、欲望与伪装：关于性、谎言和真实浪漫的赤裸真相》。

2008年9月24日，奥普拉采访了麦卡锡，讨论她的书《母亲勇士：那些不畏艰辛治愈孤独症的父母们》。麦卡锡的儿子埃文被诊断出患有孤独症。和萨默斯一样，麦卡锡也不相信主流医生。那些医生不知道孤独症的病因，也不知道如何治疗。而麦卡锡对这两者都有十足把握。她在节目上告诉母亲们，是时候把一切掌控在自己手里了。是时候做自己的医生了。奥普拉对此表示赞同。“不久前的一次制片会上，”奥普拉说，“我的一位制片人带来了一篇《波士顿环球报》上令人难忘的文章，是关于我所听说过的最非凡的女性。当时我们就知道，我们必须在节目中与大家分享她的故事。现在就打电话给你的朋友，因为这个女人，她不仅仅是一位母亲，还是一位战士。”[①]医生无能为力之处，就是珍妮·麦卡锡和奥普拉·温弗瑞大展拳脚之时。另一个假冒伪劣行业就这样诞生了。

1973 年，圣地亚哥儿童行为研究所的研究员、一位孤独症患儿的父亲伯纳德·里姆兰德在一本书中撰写了题为“高剂量特定维生素在治疗严重精神障碍儿童中的应用”② 的章节（该书由莱纳斯·鲍林主编）。里姆兰德认为高剂量维生素和矿物质可以治疗孤独症。他后来成立了孤独症研究所，孵化出“马上行动战胜孤独症”组织（Defeat Autism Now，简称 DAN）——一个致力宣扬维生素和补充剂可治愈孤独症的临床医生团体。萨默斯与妇科医生克里斯蒂安娜·诺斯鲁普结盟推广生物同源激素，麦卡锡则与 DAN 的医生杰瑞·卡茨内尔结盟推广孤独症治疗方法。2010 年，麦卡锡和卡茨内尔合作出版了一本名为《治疗和预防孤独症：完全指南》的畅销书。虽然用生物医学疗法治疗孤独症的运动不是麦卡锡发起的，但她在奥普拉·温弗瑞的帮助下，将这一观念传播到数千万美国人的家庭中。麦卡锡、卡茨内尔和 DAN 认为，孤独症有多种病因，也有多种治疗方法。他们认为：

孤独症是由线粒体功能障碍引起的，应该使用大剂量的维生素 A、C、D、E、K 和 B 族维生素，以及锌、硒、钙、镁、铬、鱼肝油、omega-3 脂肪酸、牛磺酸、谷氨酰胺、精氨酸、肌酸、肉碱和辅酶 Q 来治疗。

孤独症是由食物过敏引起的，应该通过限制麸质（谷物）和酪蛋白（乳制品）来治疗。“当我开始尝试这个疗法，”麦卡锡说，“两到三周后，埃文的语言能力提高了一倍。”

---

① Oprah praises McCarthy: *The Oprah Winfrey Show*, September 24, 2008.

② Rimland paper: B. Rimland, “High Dosage Levels of Certain Vitamins in the Treatment of Children with Severe Mental Disorders,” in *Orthomolecular Psychiatry: Treatment of Schizophrenia*, D. Hawkins and L. Pauling (eds.), San Francisco: W. H. Freeman and Company, 1973.

孤独症是由肠道内真菌过度繁殖引起的，应该使用抗真菌药物和牛初乳来治疗。“一旦排出毒素，孩子们就会好转，”麦卡锡说，“你清理肠道。也清理了大脑。这两者之间是有联系的。”

孤独症是由重金属中毒引起的，应采用排毒疗法进行治疗，如咖啡灌肠和静脉注射乙二胺四乙酸（EDTA）（2005 年，一名患有孤独症的五岁儿童塔里克·纳达玛在静脉注射乙二胺四乙酸后死于心律失常。①）

孤独症是由脊柱错位引起的，应通过在头部和颈部进行强力手法整脊来治疗。

孤独症是由大脑炎症引起的，应使用姜科植物姜黄治疗。

孤独症是由食物消化不良引起的，应使用消化酶进行治疗。“如果我们的免疫系统是从肠道开始运行的，”麦卡锡写道，“如果肠道里都是大便，它怎么可能发挥作用呢?”

孤独症是由于大脑神经连接错误造成的，应该用电流或磁力刺激来治疗。

孤独症是由免疫细胞失衡引起的，应通过让儿童感染钩虫和鞭虫来治疗。

孤独症是由大脑缺氧引起的，应将儿童置于高压氧舱中进行治疗。(2009 年 5 月 1 日，四岁的弗朗切斯科·马蒂尼兹因高压氧舱爆炸导致全身 90% 的面积烧伤而死亡。②)

孤独症是由肠道渗漏引起的，应使用益生菌治疗。

孤独症是由免疫失调引起的，应该通过静脉注射免疫球蛋白或干细胞移植治疗。孤独症类似于药物成瘾，应使用悬浮在鸸鹋油中的小剂量

---

① Child with autism dies from EDTA: K. Kane, “Death of 5-Year-Old Boy Linked to Controversial Chelation Therapy,” *Pittsburgh Post-Gazette*, January 6, 2006.

② Child with autism dies from hyperbaric oxygen therapy: “Child Hurt in Chamber Explosion Dies in Hospital,” http://cbs4.com/local/hyperbaric.martinizi.francesco.2.1040957.html.

纳曲酮治疗（纳曲酮用于治疗药物依赖）。

孤独症是由过度刺激引起的，应该用大麻或褪黑素治疗。

孤独症是由代谢缺陷引起的，应该注射维生素 B12 来治疗。“这发生在埃文身上，”麦卡锡写道，“他当时在加州大学洛杉矶分校的孤独症学校，他们问我：‘你刚做了什么？他说了一大堆话。’我说：‘注射了 B12。’”

孤独症是由疱疹等慢性病毒感染引起的，应使用抗病毒药物治疗。

孤独症是由淋巴腺堵塞引起的，应通过淋巴引流按摩治疗。①

孤独症是由肠道寄生虫引起的，应使用含有二氧化氯的溶剂或灌肠剂进行治疗：二氧化氯是一种强效漂白剂，常用于纺织品去渍和工业废水净化。漂白剂或灌肠的频率可高达每两小时一次，连续三天，会引起严重的呕吐和腹泻。②（尽管我们对那些急切想帮助孩子的父母感到同情，但是病急乱投医可能会演变成虐待儿童。）

孤独症是由疫苗引起的。“就在我儿子接种麻疹腮腺炎风疹疫苗之前，我对医生说：‘我对这一针有种非常不好的预感。这就是孤独症疫苗，不是吗？’”麦卡锡告诉奥普拉。“然后护士给［我儿子］打了那一针。我记得当时我说：‘哦，上帝啊，不！’此后不久，我就注意到了他的变化。从他眼睛中再看不到灵魂的神采。”③ 麦卡锡不希望其他父母犯同样的错误，她后来写道：“很多人问我，如果让我重新来过，带着一个新生儿，我会接种疫苗吗？答案是不会。绝对不会。”④ 麦卡锡的合著者杰瑞·卡茨内尔对此表示赞同，他写道，如果孩子曾经出现过乳

---

① Autism causes and treatments：McCarthy and Kartzinel，*Healing*；Siri and Lyons，*Cutting Edge*；Jepson，*Changing the Course*.

② Bleach enemas："The Lowest of the Low：Trying to Bleach Autism Away，" http：//scienceblogs.com/insolence/2012/5/25/selling-bleach-as-a-cure-for-autism.

③ McCarthy blames MMR vaccine：McCarthy and Kartzinel，*Healing*.

④ McCarthy on vaccinating next child：Ibid.，278.

痂、便秘、腹泻、睡眠问题、暴躁、孤僻、过渡期问题或脸颊发红（换句话说，每个孩子都有过），就不应该接种疫苗。

奥普拉深感敬佩。敬佩珍妮写了一本包含诸多好建议的书。敬佩珍妮成了治疗孤独症方面的专家。“她写了一本书，”奥普拉说，“她知道自己在说什么。”①

麦卡锡推荐的治疗孤独症的维生素、矿物质、补充剂、咖啡灌肠剂和草药，与迈克尔·沙赫特推荐的治疗乔伊·霍夫鲍尔的霍奇金病、威廉·凯利推荐的治疗史蒂夫·麦奎因的间皮瘤、苏珊娜·萨默斯推荐的应对更年期和衰老的疗法如出一辙。截然不同的病症，完全相同的治疗方法。

虽然麦卡锡在她的书中或电视节目中从未提起，但研究人员已经对孤独症的成因进行了大量研究。例如，耶鲁大学儿童研究中心的阿米·克林研究了几周大的婴儿。他想看看这些婴儿如何注视母亲的脸庞，结果发现，那些发育正常的婴儿会看向母亲的眼睛，而那些后来被诊断出患有孤独症的婴儿则会看向母亲的嘴。加利福尼亚大学圣地亚哥分校的埃里克·库尔切森发现，后来被诊断为孤独症的儿童大脑结构异常，而这些异常在子宫中就已经存在。费城儿童医院的哈康·哈康阿尔松和许多其他研究人员发现，孤独症儿童存在某些基因异常。研究人员还发现，环境因素会影响发育中的胎儿患孤独症的风险，具体来说，像丙戊酸（一种抗癫痫药物）这样的药物。②值得注意的是，似乎在孩子出生之前，而不是之后，更容易遭受这些环境因素的影响。

我们目前对这种病症已有所了解，麦卡锡建议把孤独症当作由寄生虫感染、重金属中毒或淋巴腺堵塞引起的疾病来治疗，纯属无稽之谈。

---

① Oprah impressed with McCarthy: *The Oprah Winfrey Show*, September 18, 2007.

② Autism research: Offit, *Autism's False Prophets*.

因此，这些疗法经过数次测试都没有奏效也就不足为奇了。[①]更糟糕的是，麦卡锡关于避免接种疫苗的建议不仅毫无用处，而且非常危险。选择不接种疫苗的家长并没有降低孩子患孤独症的风险，只会增加孩子患上可预防疾病的风险。

有时，我们很难对那些信徒抱有多少同情。成年人花几百、几千甚至几万美元购买抗衰老大师货摊上层出不穷的虚荣物件，希望时光能倒流，他们是心甘情愿的。但是，当替代治疗师趁爱子心切的父母之危时，情况就不同了。孤独症儿童的父母会不惜一切代价救治自己的孩子。也许没有什么能比一种叫作胰泌素的不明肠道激素的故事更能说明父母的绝望了。

1990 年代末，当一位名叫维多利亚·贝克的女士声称她患有孤独症的儿子在语言学习方面取得了显著进步，胰泌素开始风靡一时。其他人也声称效果惊人。于是，孤独症研究人员决定对其进行测试。他们将儿童分为两组，一组静脉注射胰泌素，另一组静脉注射盐水。所有家长都不知道他们的孩子接受了哪种制剂。结果很清楚。胰泌素组的大多数家长认为他们的孩子病情有所好转。但孩子接受盐水治疗的家长也这么认为。换句话说，家长们非常希望看到昂贵的静脉注射药物产生效果，因此不管注射的是什么，他们都认为孩子病情有所改善。很难说清为何会如此。也许父母只是觉得孩子的治疗有进展，尽管事实上并没有。也可能是父母更加注意观察，发现了以前没有察觉到的细微差别。不管是什么原因，盐水并不能治疗孤独症——除了胰泌素的药理作用之外，还有

① Biomedical treatments don't work: J. H. Elder, M. Shanker, J. Shuster, et al., "The Gluten-Free, Casein-Free Diet in Autism: Results of a Preliminary Double Blind Clinical Trial," *Journal of Autism and Developmental Disorders* 36 (2006): 413–420; B. Jepson, D. Granpeesheh, J. Tarbox, et al. "Controlled Evaluation of the Effects of Hyperbaric Oxygen Therapy on the Behavior of 16 Children with Autism Spectrum Disorders," *Journal of Autism and Developmental Disorders* 41 (2011): 575–588.

其他因素在起作用。目前已有十五项研究表明，胰泌素治疗孤独症的效果并不比安慰剂好。

胰泌素故事中最神奇的部分是接下来发生的事情。当家长们被告知胰泌素和盐水的效果并无差别时，仍有 69% 的家长想要使用这种药物。愿意支付数千美元并往来数百英里去获取他们已经知道无效的药物。他们急切得近乎绝望。因为主流医学没有更好的办法——没有能让孤独症痊愈的药物——家长们抵押了房子，提前支取养老金账户，去寻找任何能给予他们希望的人，即使是虚假的希望。即使知道那是虚假的。①

艾利森·辛格是孤独症科学基金会的创始人，毕业于耶鲁大学和哈佛商学院。她解释了受过良好教育的父母多么容易上当受骗。“当我的女儿朱迪被诊断出患有孤独症时，我想治好她，”她说，“我想尽一切办法让她好转。如果我不尽全力，我算什么母亲？当时我并没有意识到孤独症会是一辈子的事情。我们尝试了不含麸质和酪蛋白的饮食。我们试过二甲基甘氨酸。他们说你必须把它撒在法式吐司上。所以我学会了做法式吐司。”辛格的醒悟发生在看过一位朋友推荐的医生之后。“有一次，我带朱迪去看整脊师，”她说，“他告诉我，只要晚上把一个巨大的电磁体放在朱迪的床垫下，重新排列她大脑中的离子，就能治好她的病。还有，‘哦，顺便说一下’，他就卖这种磁铁，价格是 200 美元。于是我回到家，和我丈夫谈起了这件事。这时，我的精明已经被丢到了九

① Secretin：A. D. Sandler, K. A. Sutton, J. DeWeese, et al., “Lack of Benefit of a Single Dose of Synthetic Human Secretin in the Treatment of Autism and Pervasive Developmental Disorder,” *New England Journal of Medicine* 341 (1999)：1801-1806; F. R. Volkmar, “Lessons from Secretin,” *New England Journal of Medicine* 341 (1999)：1842-1845; P. Sturmey, “Secretin Is an Ineffective Treatment for Pervasive Developmental Disabilities：A Review of 15 Double-Blind Randomized Controlled Trials,” *Research in Developmental Disabilities* 26 (2005)：87-97.

霄云外。他看着我说：‘听听你自己在说什么。你听到自己在说什么了吗？’就在那一刻，我意识到自己已经多离谱了。这是我的伤痛，而不是我的理智。你不能让悲伤主宰大脑。”

对辛格来说，接受女儿的疾病是一个缓慢的过程。“我曾坚信，在朱迪痊愈之前，我再也不会快乐了。我全心全意地相信，只要找到正确的治疗方法，她就会好起来。然后我们所有人都会好起来。逐渐地，我意识到这是一种发育障碍，她将终生面临挑战。她出生时，我看着她那双美丽的小眼睛，想着她的未来，想着我们将要做的所有事情，想着我们将会拥有的所有快乐。但我们的生活却与想象的不同。很久之后，我才接受了这个现实，并能够重新用理智去思考。然后我终于开始寻求科学的干预方法，而不是相信江湖郎中。”

辛格并不责怪那些父母。“我认为罪魁祸首是那些在一个家庭的绝望之际大肆敛财的江湖骗子。我认为这是最糟糕的一种人，他们在一个家庭正遭受苦难时趁人之危。父母们这么容易受骗，病急乱投医，这不是他们的错。你只是不会想到会有人想要利用你。”①

在 1995 年的电影《美国总统》中，刘易斯·罗斯柴尔德恳求安德鲁·谢泼德总统反抗他的竞争对手鲍勃·拉姆森的攻击。罗斯柴尔德很生气，因为拉姆森是唯一对美国问题提出解决方案的人。

谢泼德：听着，如果人们想听［鲍勃的］……

罗斯柴尔德：他们别无选择，鲍勃·拉姆森是唯一开口的人！人们需要领导，总统先生，在缺乏真正领导力的情况下，他们会听从任何站到麦克风前的人。他们需要领导。他们充满渴望，就像在沙

① Alison Singer：Interview with Alison Singer，September 26，2011.

漠里爬向海市蜃楼的人，当发现那里没有水时，他们会喝下沙子。

谢泼德：刘易斯，我们不是没有过广受爱戴的总统，哪怕他是个糊涂虫，连话都说不利索。人们喝沙子不是因为口渴，而是因为他们并不知道沙子和水有什么区别。①

推销胰泌素、手法整脊、高压氧舱或离子重组机来治疗孤独症的替代治疗师是在推销沙子。他们这样做是因为有利可图；他们这样做是因为负责任的倡导组织没有站出来；他们这样做是因为家长们不知道（或者宁愿不知道）其中的区别。最可鄙的莫过于利用父母的爱，掠夺他们毕生积蓄的临床医生。

对于患有糖尿病、细菌性脑膜炎和淋巴瘤等疾病的儿童，医学提供了胰岛素、抗生素和化疗等治疗方法。孤独症则不然。麦卡锡的治疗方法之所以诱人，部分原因是医学所能提供的治疗方法太少。（麦卡锡在她的书中推广了整脊医师、自然疗法医师、牙医、医生和护士，他们兜售孤独症的治疗方法。）但麦卡锡这么做的问题不仅在于她的疗法无效，还在于它们可能会造成伤害。有儿童因服用能与重金属结合的药物而死亡，或在高压氧舱中耳膜穿孔，或因摄入不含酪蛋白的饮食造成骨质疏松。②也许受影响最大的是那些因为麦卡锡公开反对疫苗而受到伤害的

---

① *American President* quote: *The American President*, Universal Pictures, 1995.

② Harm from biomedical treatments for autism: C. Plafki, P. Peters, M. Almeling, et al., "Complications and Side Effects of Hyperbaric Oxygen Therapy," *Aviation and Space Environmental Medicine* 71 (2000): 119-124; Centers for Disease Control and Prevention, "Deaths Associated with Hypocalcemia from Chelation Therapy—Texas, Pennsylvania, and Oregon, 2003—2005," *Morbidity and Mortality Weekly Report* 55 (2006): 204-207; Press Release, National Institutes of Health, "Thin Bones Seen in Boys with Autism and Autism Spectrum Disorder," January 29, 2008, http://www.nih.gov/news/health/jan2008/nichd-29.htm.

儿童。

在疫苗出现之前，美国每年有15 000人死于白喉，其中大部分是幼儿；风疹（德国麻疹）会导致多达2万名婴儿先天失明、失聪或智力残疾；小儿麻痹症会导致15 000名儿童永久瘫痪，并夺走1 000个孩子的生命；流行性腮腺炎是导致耳聋的常见病因；一种名为乙型流感嗜血杆菌（Hib）的细菌会导致数百名儿童因会厌炎引起的窒息而死亡，这与被枕头闷死没什么区别。①在发达国家，疫苗已经完全或几乎完全消灭了这些疾病。

尽管针灸、整脊、自然疗法和顺势疗法源自不同的历史时期，提供的疗法基于不同的理念，但从业医师似乎都不约而同地对疫苗不屑一顾。②也许是因为疫苗使他们有别于竞争对手（主流医生）。也可能是因为他们认为疫苗是不自然的（尽管很难说咖啡灌肠是自然的）。又或者，这都是反文化剧本的一部分（两种策略，非此即彼）。不管是什么原因，反疫苗运动都造成了很多伤害。虽然大多数替代疗法在全国范围内并没有什么号召力，但奥普拉有。当奥普拉对麦卡锡的反疫苗言论表示认同，这对社会产生了影响。在过去的几年里，美国人目睹了因百日咳、麻疹、腮腺炎和细菌性脑膜炎等疾病住院和死亡人数的增加，因为一些家长对疫苗比疫苗所预防的疾病更恐惧。③

① Harm caused by vaccine-preventable diseases: Offit, *Deadly Choices*.

② Alternative healers disdain vaccines: L. Downey, P. T. Tyree, C. E. Huebner, et al., "Pediatric Vaccination and Vaccine-Preventable Disease Acquisition: Associations with Care by Complementary and Alternative Medicine Providers," *Maternal and Child Health Journal* 14 (2010): 922–930.

③ Outbreaks of vaccine-preventable diseases: Offit, *Deadly Choices*.

第七章

慢性莱姆病：布卢门撒尔事件

“让不懂科学的人管理现代国家是荒谬的。”

——英国化学家弗雷德里克·索迪

提供医疗建议的名人不只影视明星。政界人士也参与其中。

2009 年 2 月 11 日，乔治敦大学法学教授劳伦斯·戈斯汀和约翰·克莱默在《美国医学会杂志》上发表了一篇论文。通常情况下，《美国医学会杂志》发表的论文由医生和科学家撰写，而不是律师。但这是一个不同寻常的案例。“医学科学以及患者的健康太重要了，不能受政治意识形态的影响。”戈斯汀和克莱默写道。他们所指的是康涅狄格州总检察长理查德·布卢门撒尔令人费解的行为。[①]布卢门撒尔曾试图胁迫一个医学团体炮制出一种疾病。

这并不是政客第一次将科学政治化。

1977 年，来自印第安纳州的共和党国会议员丹·伯顿站在州议会大厦的台阶上自豪地宣布，印第安纳州的公民现在可以无视 FDA 的警告，随心所欲地使用苦杏仁苷。十年后，伯顿再次向 FDA 发难，这次是因为禁用麻黄。麻黄是一种减肥产品，曾导致数百人出现精神错乱、幻觉、妄想、抑郁、心律不齐和中风等症状。其中一名三十四岁的男子在服用麻黄十天后，为了躲避臆想中的袭击者，从二楼的窗户跳了下去。

另一位是巴尔的摩金莺队②的投手史蒂夫·贝奇勒，他在服用这种药物不到二十四小时后死亡。但伯顿始终坚持己见。他指责 FDA“纵容对替代疗法进行恐吓甚至骚扰的文化”。

伯顿的无知并不仅限于癌症和体重控制。当艾滋病在 1980 年代传入美国时，他对这种疾病异常恐惧，会带着自己的剪刀去理发店，拒绝在餐馆喝汤——因为他不确定厨师是什么人。后来，他提出了强制对每个美国人进行 HIV 检测的立法（未获成功）。③

但丹·伯顿对荒诞科学做出最大贡献是在 2000 年代初，当时他发起了一系列国会听证会，为安德鲁·韦克菲尔德造势，这位英国外科医生声称麻疹-腮腺炎-风疹（MMR，麻腮风）疫苗会导致孤独症。韦克菲尔德的风头并没有持续多久。首先，一项又一项研究均未能证实他的理论。随后，一位名叫布莱恩·迪尔的英国记者发现，韦克菲尔德在起诉疫苗制造商的过程中，通过人身伤害律师获得了 44 万英镑的赔偿（韦克菲尔德没有向他的合著者提及这笔钱）；而且一些临床和生物学数据是捏造的（导致期刊撤下了论文）。最终，安德鲁·韦克菲尔德被英国医疗注册机构除名，再也不能行医。韦克菲尔德落马后，伯顿并未放弃，继续公开攻击麻腮风疫苗。④带来的后果是，十多万美国儿童的家长选择不接种麻腮风疫苗。⑤结果不出所料。2008 年，暴发了十多年来

---

① Gostin paper：J. D. Kraemer，L. O. Gostin，“Science，Politics，and Values：The Politicization of Professional Practice Guidelines，” *Journal of the American Medical Association* 301（2009）：665–667.

② 美国马里兰州巴尔的摩的棒球队。——译者

③ Dan Burton：Offit，*Autism's False Prophets*，26–36；Offit，*Deadly Choices*，91–96.

④ Wakefield and MMR：Offit，*Autism's False Prophets*.

⑤ U. S. parents scared of MMR：M. J. Smith，S. S. Ellenberg，L. M. Bell，et al.，“Media Coverage of the Measles-Mumps-Rubella Vaccine and Autism Controversy and Its Relationship to MMR Immunization Rates in the United States，” *Pediatrics* 121（2008）：e836–e843.

最严重的一次麻疹疫情。①在欧洲，韦克菲尔德的说法也引起了类似的恐慌，成千上万的儿童感染了麻疹，至少有十三人死于这种本来可以预防的疾病。②

（伯顿传承了印第安纳州试图将错误科学立法的悠久传统。1897 年 1 月 18 日，印第安纳州参议员泰勒 · I. 雷科德主张改变圆周率 3. 141 59 的数值。圆周率是圆的周长与直径之比。泰勒认为这个数字太长，不方便；在第 246 号众议院法案中，他要求将其四舍五入为 3. 2。该法案在众议院获得通过，但在参议院被否决，因为普渡大学数学系主任成功地说服了他人，该法案将使印第安纳州成为全国的笑柄。印第安纳州的圆周率值维持了与其他各州相同的数值。③）

但是，司法部部长理查德 · 布卢门撒尔将政治鬼把戏推向了一个新的高度。布卢门撒尔试图通过立法使慢性莱姆病得以存在。

1975 年 11 月，居住在康涅狄格州老莱姆的四个孩子的母亲波莉 · 默里打电话给州卫生部门，报告说有十二个孩子突然出现关节红肿、疼痛（关节炎）的症状。这些孩子都住在她所在的 5 000 人的小社区中，其中四个孩子住在同一条街上。医生称其为幼年类风湿性关节炎（JRA），这是一种自身免疫性疾病，当人体对自身产生反应时就会发病。对于波莉 · 默里来说，这是说不通的。自身免疫性疾病怎么会集中暴发呢？

并不是只有波莉发现了问题。后来，同一社区的另一位母亲致电耶

---

① Measles outbreaks in 2008：Offit，*Deadly Choices*，xv-xvi.

② Measles outbreak in Europe：CDC，"Measles Outbreaks，" www. cdc. gov/measles/outbreaks. html.

③ Changing the value of *pi*：C. Seife，*Proofiness*：*The Dark Arts of Mathematical Deception*. New York：The Penguin Group，2010.

鲁大学风湿病诊所，说她、她丈夫、两个孩子以及几位邻居都突然患上了关节炎。他们也都被诊断为幼年类风湿性关节炎。①

破解老莱姆事件的任务落在了耶鲁大学医学院风湿病学系一位年轻的博士后研究员艾伦·斯蒂尔身上。斯蒂尔对这种疾病的 51 名患者进行了研究，其中 39 名是儿童。他同意波莉·默里的观点。与幼年类风湿性关节炎不同的是，这些病例是季节性的，只涉及一个关节，伴有不寻常的皮疹，而且在同一个夏天发生在一个小镇上数量多得出奇的居民身上；其中 10% 的人住在四条街上。考虑到幼年类风湿关节炎在美国的发病率，发生这种情况的几率是 100 比 1。

1977 年 1 月，斯蒂尔和他的同事发表了一篇论文，将这种疾病命名为“莱姆关节炎”。斯蒂尔不知道疾病是什么导致的；但他对其传播方式有所了解。“病人聚集在人口稀少、树木繁茂的地段，而不是在城镇中心或海岸地区，发病高峰期是夏季，对这一点最好的解释是病原体通过节肢动物的媒介传播。”老莱姆的树林中最常见的节肢动物是蜱虫、跳蚤、蜘蛛和蚊子。②

五年后，一位名叫威利·伯格多弗的细菌学家解开了康涅狄格州老莱姆之谜。伯格多弗曾在瑞士巴塞尔求学，然后来到蒙大拿州汉密尔顿，在隶属于美国公共卫生局的落基山实验室工作。落基山上遍布着引起老莱姆暴发怪病的那种节肢动物：蜱虫。1982 年，伯格多弗解剖了硬蜱的内脏，发现了与梅毒致病菌类似的螺状细菌。当伯格多弗将这些细菌注射到兔子体内时，兔子身上出现了与老莱姆怪病相同的皮疹。这种

① Polly Murray and Old Lyme outbreak：P. Weintraub，*Cause Unknown：Inside the Lyme Epidemic*. New York：St. Martin's Griffin，2008：43–45.

② Allen Steere and Lyme arthritis：A. C. Steere，S. E. Malawista，D. R. Snydman，et al.，"Lyme Arthritis：An Epidemic of Oligoarticular Arthritis in Children and Adults in Three Connecticut Communities，" *Arthritis and Rheumatism* 20（1977）：7–17.

细菌后来被称为伯氏疏螺旋体。①

找到了导致莱姆关节炎的细菌，了解这种疾病就容易多了。研究人员现在可以开发出检测细菌蛋白质和基因的方法，从而能够判断细菌感染了哪里、何时感染、身体如何反应以及抗生素是否起作用。几年内，莱姆病的本质和特点变得一目了然。

莱姆病分为三个阶段。首先，蜱虫将细菌注入皮下，细菌在皮下繁殖并向外扩散，引起特有的牛眼状皮疹：红色，边界隆起，中央平整。第一阶段持续数天至数周。

第二阶段，莱姆病菌扩散到血液中，并进入身体其他部位。患者可能会出现疲劳、发热、淋巴结肿大、更多牛眼状皮疹，以及颈部、肌肉和关节疼痛。约有15%的患者会出现细菌感染引发的脑膜炎（大脑和脊髓内膜发炎），症状为颈部僵硬和发热；脑炎，症状为头痛和畏光；面瘫（也称贝尔氏麻痹），一侧面部不受控制地下垂；神经炎，症状为疼痛、无力和麻木。在约5%的患者中，细菌会引起心肌炎，破坏正常心律所需的电通路；症状包括昏厥和胸痛。值得一提的是，即使不使用抗生素，所有这些症状通常都会自行缓解。

第三阶段发生在被蜱虫叮咬几个月后，大约10%未接受治疗的患者会出现关节炎，主要集中在膝盖等大关节上。在一些未接受治疗的患者中，关节炎会持续或复发。

当艾伦·斯蒂尔报告老莱姆暴发的蜱虫疫情时，他曾预言抗生素不会起什么作用——因为不用抗生素症状往往也会消失。但斯蒂尔错了。许多研究现已证明，接受抗生素治疗的病人症状缓解得更快，而且如果

---

① Willy Burgdorfer and *Borrelia burgdorferi*: W. Burgdorfer, A. G. Barbour, S. F. Hayes, et al., "Lyme Diseases—A Tick-Borne Spirochetosis?" *Science* 216 (1982): 1317–1319.

及时治疗，病情发展到后期阶段的可能性也更小。因此，患者通常要口服或静脉注射抗生素两到四周。①

莱姆病让替代疗法医师看到了商机。通常情况下，他们的服务对象是那些常规医学治疗效果不佳的人群，如更年期妇女或患有孤独症的儿童。莱姆病让他们扩展了治疗范围。他们说莱姆病有第四阶段，称之为慢性莱姆病，他们认为莱姆病的细菌是孤独症、慢性疲劳综合征、纤维肌痛、反射性交感神经失调、凶残行为（“莱姆暴怒”）、先天缺陷、帕金森病、多发性硬化症和卢伽雷氏病（运动神经元病）等疾病的真正诱因。②由于只有他们才了解第四阶段，所以他们自称为“莱姆通”医生，警告病人如果出现体重变化、脱发、咽痛、月经不调、胃部不适、便秘、腹泻、咳嗽、头痛、颈部疼痛、头晕、晕车、平衡感差、眩晕、震颤、神志混乱、难以集中注意力、健忘、情绪波动、睡眠紊乱或酒后宿醉等症状，则可能患有慢性莱姆病。③

“莱姆通”医生创造了一个产业。他们撰写了《战胜莱姆病》《莱姆病锦囊》《用自然方法治愈莱姆病》《莱姆病十大疗法》《莱姆病治疗透视：十三位“莱姆通”治疗师的治疗策略》等书籍。他们拍摄了一部名为《肌肤之下》的电影，讲述了慢性莱姆病的故事，以及为获得认可而进行的斗争。导演说：“在我们皮肤之下的不仅仅是一种微生物，还

① Lyme disease symptoms and treatment: G. P. Wormser, R. J. Dattwyler, E. D. Shapiro, et al., "The Clinical Assessment, Treatment, and Prevention of Lyme Disease, Human Granulocytic Anaplasmosis, and Babesiosis: Clinical Practice Guidelines by the Infectious Diseases Society of America," *Clinical Infectious Diseases* 43 (2006): 1089–1134.

② Lyme bacteria cause other diseases: P. G. Auwaerter, J. S. Bakken, R. J. Dattwyler, et al., "Antiscience and Ethical Concerns Associated with Advocacy of Lyme Disease," *Lancet Infectious Diseases* 11 (2011): 713–719.

③ Chronic Lyme symptoms: Bean, *Beating Lyme*, 263–266.

有医学本身。"[1] 电影的主角是病理学家艾伦·麦克唐纳，他在自家地下室建了一个实验室，发现了他认为导致慢性莱姆病的长命细菌，这种细菌被困在一个不良的生物膜中。电影还介绍了纽约东汉普顿的约瑟夫·伯拉斯卡诺和北卡罗来纳州夏洛特的约瑟夫·杰姆塞克等医生，他们毕生致力于治疗慢性莱姆病。影片还讲述了一些患者的故事，他们在接受了各种替代疗法后，从令人衰弱的疼痛和疲劳中恢复过来。影片中还出现了不近人情的主流医生——号称莱姆病专家——他们甚至否认慢性莱姆病的存在，把患者当成疯子、装病的人或精神病患者。区分好人（"莱姆通"医生和他们的病人）和坏人（其他人）一点不难。[2]《肌肤之下》在多个电影节上获奖，并获奥斯卡"最佳纪录片"奖提名。电影还暗示了替代疗法医师的医术如何出神入化，从常见的疗法到脑洞大开的疗法都运用自如。"莱姆通"医生的治疗建议为：

大剂量口服或静脉注射维生素 A、B12、C 和 D。

膳食补充剂，如 β-胡萝卜素、谷胱甘肽、谷氨酰胺、5-羟基色氨酸、α-硫辛酸、铬、镁、辅酶 Q10、姜黄、omega-3 油、大蒜、肌醇、γ-氨基丁酸、生姜、L-苏氨酸、亚油酸、姜黄素、葡萄籽提取物、叶酸、锌、小球藻、消化酶和益生菌等。

草药和其他天然产品，如黄芪、芦荟、猫爪草、日本蓼草、穿心莲、白木香、魔鬼爪、白柳树皮、乳香、卡瓦胡椒、绿茶、圣约翰草、缬草根、滑榆、开菲尔、药蜀葵根、甘草根、牛初乳、橄榄叶提取物、菝葜、月桂苷、西伯利亚人参、硅、白藜芦醇、褪黑素、荨麻、辣椒素乳膏、菠萝蛋白酶、石杉碱甲、长春西汀、左旋肉碱、长春花、山楂、

① Director's quote regarding *Under Our Skin*: Discussion Guide, *Under Our Skin*, Open Eye Productions, 2008.

② *Under Our Skin*: Ibid.

阿密茴、红根酊、癸酰基和西番莲。

高压氧、静脉注射双氧水、针灸、磁疗、灌肠、汗蒸、淋巴引流按摩、静脉注射螯合剂、激光能量排毒、逆向旋转治疗、生物光子疗法、臭氧桑拿和鸸鹋油等。

山金车等顺势疗法。

禁止含麸质和酪蛋白的饮食。①

使用维生素、补充剂、草药、饮食调理、顺势疗法、桑拿、精油、螯合剂、针灸和磁疗是替代医学菜单上的典型项目。但是，"莱姆通"医生的想象力远超其他同行。沃尔夫·斯托尔声称，慢性莱姆病可以用常见的路边杂草起绒草来治疗。斯托尔在书中具体说明了如何让起绒草生效，他认为重要的不仅是植物本身，还有植物的精神。（根据斯托尔的说法，起绒草隶属于火星。）他写道："人们要花时间与植物相处，面朝东方，也就是太阳升起的方向坐下来，全身心地感受它。在进入冥想之前，人们可以焚烧干燥的神圣草药——比如草原鼠尾草或艾草——让自己受到熏染。在与植物的灵魂相连接并请求它的帮助后，就可以挖出根部或采摘叶子了。"斯托尔的书中有很多患者感言。"我每天服用整整三汤匙，"德克写道，"它非常苦，就像所有苦口的良药一样苦。现在，我哪儿都不痛了。起绒草疗法并不限于人，狗和阿拉伯马显然也可以从中受益。"②

另一种富有想象力的慢性莱姆病治疗方法是莱夫机器，它是由罗伊·雷蒙德·莱夫在 1930 年代发明的，用于治疗肺结核。布赖恩·罗斯纳写了两本关于莱夫机器治疗慢性莱姆病的书。罗斯纳解释说："莱

① Alternative medicine treatments for Chronic Lyme disease: Bean, *Beating Lyme*; Buhner, *Healing Lyme*; McFadzean, *The Lyme Diet*; Piazza, *Recipes for Repair*; Rosner, *Lyme and Rife*; Rosner, *Top 10 Lyme Treatments*; Singleton, *Lyme Solution*; Storl, *Healing Lyme*; Strasheim, *Insights*.

② Wolf Storl and teasel: Storl, *Healing Lyme*.

夫机器向人体输送……一种看不见的电磁场。磁场穿过全身，消灭病灶的细菌。”① 罗斯纳的书和斯托尔的书一样，里面充满了溢美之词。“我的女儿卧床不起长达五个月，”罗宾写道，“用了莱夫机器，她赢得了州级乒乓球青年锦标赛。”② 2006 年，300 多人参加了在西雅图举行的莱夫机器大会。莱夫机器可以在互联网上购买，价格从 400 美元到 2500 美元不等，它们能够在不损害健康细胞的情况下，执行电击莱姆细菌的超自然使命。

尽管“莱姆通”医生提出了多种疗法，但没有一种疗法比长期、大剂量、静脉注射抗生素更受关注。

按照“莱姆通”医生的说法，莱姆病细菌会躲藏起来，它们藏身于细胞和生物膜中。它们藏身于心脏、大脑、关节和肌肉中。没错，它们显然隐藏得极好，甚至连免疫系统都无法找到它们并产生抗体。（没有莱姆抗体的莱姆病这一概念使得替代疗法可以治疗从未患过莱姆病或生活在非莱姆病疫区的人。）由于莱姆病的细菌被认为是隐蔽的，因此二到四周的抗生素治疗是不够的；如果患者真的想摆脱疲劳、疼痛和记忆力减退，他们需要经过数月甚至数年的治疗。只有到那时，这种可怕的感染才会消失。

除了“莱姆通”医生的高见之外，海量证据都不支持他们的“细菌藏匿在体内但你只是找不到它们”的说法：

首先，莱姆病细菌很容易在实验室中检出。莱姆病发病时，细菌会出现在不断扩大的牛眼状皮疹中。使用抗生素几周后，莱姆病细菌就不再从皮疹处（或其他部位）生长。此外，与衣原体、支原体和立克次体

---

① Rife machine for Chronic Lyme：Rosner，*Top 10 Lyme Treatments*.

② Rife machine testimonials：Rosner，*Lyme and Rife*：165-185.

等细菌不同，莱姆病细菌不会在细胞内生长。它们生长在细胞外，因此很容易被检测到并杀灭。与其他一些细菌不同的是，莱姆病菌没有对抗生素产生耐药性。①因此，在实验室培养皿、实验动物和人体中，莱姆病菌很容易被清除。“莱姆通”医生声称细菌躲在研究人员的视线之外（尽管使用了对症的抗生素），这与“大脚怪通”声称只有他们知道这种怪物的存在异曲同工。

其次，认为莱姆病患者比普通人群更容易出现长期症状的观点也是不正确的。多项研究表明，莱姆病患者与从未患过该病的人相比，不会更频繁地出现慢性疼痛或疲劳。②可悲的是，一项研究表明，被诊断为慢性莱姆病的人中，有 50% 的人患有可以治疗的疾病，如抑郁症、类风湿性关节炎、滑囊炎和重症肌无力（一种影响肌肉功能的自身免疫性疾病）。③

最后，确定“莱姆通”医生是否正确的最佳方法是将他们声称患有慢性莱姆病的病人分成两组。一组接受长期抗生素治疗，另一组接受安慰剂治疗。这项研究已经进行过四次，每次的结果都一样。使用抗生素治疗所谓的慢性莱姆病的患者并不比服用安慰剂的患者有任何改善。不出所料，大约三分之一接受安慰剂的人声称他们的症状得到

---

① Killing Lyme bacteria: G. P. Wormser, R. J. Dattwyler, E. D. Shapiro, et al., "The Clinical Assessment, Treatment, and Prevention of Lyme Disease, Human Granulocytic Anaplasmosis, and Babesiosis: Clinical Practice Guidelines by the Infectious Diseases Society of America," *Clinical Infectious Diseases* 43 (2006): 1089-1134; P. G. Auwaerter, J. S. Bakken, R. J. Dattwyler, et al., "Antiscience and Ethical Concerns Associated with Advocacy of Lyme Disease," *Lancet Infectious Diseases* 11 (2011): 713-719.

② Chronic symptoms in Americans: Ibid.

③ Lyme-Literate Doctors ignore treatable disorders: M. C. Reid, R. T. Schoen, J. Evans, et al., "The Consequences of Overdiagnosis and Overtreatment of Lyme Disease: An Observational Study," *Annals of Internal Medicine* 128 (1998): 354-362.

了缓解。①

2007 年，由于大量压倒性证据否定了慢性莱姆病的存在——而且有明确证据表明对慢性莱姆病的治疗会造成伤害——莱姆病专家小组在《新英格兰医学杂志》上发表了一份权威声明。他们写道："慢性莱姆病是一个错误的名称"，"没有必要进行长期、危险和昂贵的抗生素治疗"。② 换句话说，长期使用抗生素治疗一种并不存在的疾病是不必要的，也是危险的。

至少有这样一个例子：

1999 年 5 月，一名三十岁的妇女因黄疸和神志不清被送入明尼苏达州罗切斯特市的梅奥诊所。尽管经过积极抢救，仍未能挽救她的生命。她的诊断结果是：致命的血栓堵塞了她的心脏，这是留置静脉导管导致的后果。"莱姆通"医生对她的尿液、血液和脊髓液进行了莱姆细菌和莱姆抗体检测。所有结果均为阴性。但他们还是对她进行了治疗。在她去世时，她已经接受了两年多的抗生素静脉输液治疗。③

---

① Evidence against the existence of Chronic Lyme disease: J. Radolf, "Posttreatment Chronic Lyme Disease—What It Is Not," *Journal of Infectious Diseases* 192 (2005): 948–949; G. P. Wormser, R. J. Dattwyler, E. D. Shapiro, et al., "The Clinical Assessment, Treatment, and Prevention of Lyme Disease, Human Granulocytic Anaplasmosis, and Babesiosis: Clinical Practice Guidelines by the Infectious Diseases Society of America," *Clinical Infectious Diseases* 43 (2006): 1089–1134; P. Auwaerter, "Point: Antibiotic Therapy Is Not the Answer for Patients with Persisting Symptoms Attributable to Lyme Disease," *Clinical Infectious Diseases* 45 (2007): 143–148; H. M. Feder, B. J. B. Johnson, S. O'Connell, et al., "A Critical Appraisal of 'Chronic Lyme Disease'," *New England Journal of Medicine* 357 (2007): 1422–1430; A. Marques, "Chronic Lyme Disease: A Review," *Infectious Disease Clinics of North America* 22 (2008): 341–360; P. G. Auwaerter, J. S. Bakken, R. J. Dattwyler, et al., "Antiscience and Ethical Concerns Associated with Advocacy of Lyme Disease," *Lancet Infectious Diseases* 11 (2011): 713–719.

② *New England Journal of Medicine* paper: H. M. Feder, B. J. B. Johnson, S. O'Connell, et al., "A Critical Appraisal of 'Chronic Lyme Disease'," *New England Journal of Medicine* 357 (2007): 1422–1430.

③ Woman dies from blood clot in heart: R. Patel, K. L. Grogg, W. D. Edwards, et al., "Death from Inappropriate Therapy for Lyme Disease," *Clinical Infectious Diseases* 31 (2000): 1107–1109.

1993 年，疾病预防控制中心（CDC）与新泽西州卫生部门联合调查了蒙茅斯和大洋县的一次异常的疾病暴发。有二十五个人，其中大多数是女童，被切除了胆囊。他们都曾经接受过数月至数年的头孢曲松静脉注射治疗，而头孢曲松是一种已知会导致胆结石的抗生素。他们都被“莱姆通”医生诊断为慢性莱姆病，但这些孩子中的大多数并没有任何莱姆病感染的证据。①长期使用抗生素治疗慢性莱姆病的患者还出现了抗生素耐药菌感染、严重过敏反应和骨髓抑制等问题。②

抗生素并不是唯一的问题。1990 年，新泽西州卫生部调查了两起美国公民感染疟疾的病例：两人的病情都很严重，他们感染了同一株疟原虫（间日疟原虫），而且都曾前往墨西哥的一家诊所接受主动感染（“莱姆通”医生称为发热疗法）。经过抗疟疾对症治疗，两个人都脱离了危险。③2006 年，“莱姆通”医生推荐使用重金属铋，结果一人死亡，另一人住院。④“莱姆通”医生们因逃税、电信诈骗、邮件诈骗、洗钱、保险欺诈、违规开具抗生素处方、将兽药用于人体、未经检查对儿童做出疾病诊断，以及给病人注射双氧水和二硝基苯酚（一种五十年前

---

① Outbreak of gallstones in New Jersey: Centers for Disease Control and Prevention., "Ceftriaxone-Associated Biliary Complications of Treatment of Suspected Disseminated Lyme Disease—New Jersey, 1990—1992," *Morbidity and Mortality Weekly Report* 42 (1993): 39-42; P. J. Ettestad, G. L. Campbell, S. F. Welbel, et al., "Biliary Complications in the Treatment of Unsubstantiated Lyme Disease," *Journal of Infectious Diseases* 171 (1995): 356-361.

② Other complications from prolonged antibiotic therapy: M. C. Reid, R. T. Schoen, J. Evans, et al., "The Consequences of Overdiagnosis and Overtreatment of Lyme Disease: An Observational Study," *Annals of Internal Medicine* 128 (1998): 354-362.

③ Malariatherapy for Chronic Lyme disease: Centers for Disease Control and Prevention, "Epidemiologic Notes and Reports: Imported Malaria Associated with Malariotherapy of Lyme Disease—New Jersey," *Morbidity and Mortality Weekly Report* 39 (1990): 873-875.

④ Complications from bismuth therapy: Press Release, U. S. Food and Drug Administration, "FDA Warns Consumers and Health Care Providers Not to Use Bismacine, Also Known as Chromacine," July 21, 2006.

就在美国被禁止用于医疗用途的有毒物质）而被停职、罚款、训诫或监禁。①

由于在“慢性莱姆病”的旗号下发生了如此多的受害事件，美国传染病学会（IDSA）决定对那些炮制出“慢性莱姆病”及其治疗方法的山寨产业进行揭露。2006年，该学会向从业人员发布了指南：“由于缺乏生物合理性、缺乏疗效、缺乏支持性数据以及对患者可能造成的伤害，不建议将以下疗法用于治疗［所谓的慢性］莱姆病患者：高压氧、臭氧、发热疗法、静脉注射免疫球蛋白、消胆胺、静脉注射双氧水、特定营养物质、维生素、镁和铋注射剂。”②这是专业医学协会对替代医学从业者仅有的几次行动之一。

这几乎让他们一败涂地。

当美国传染病学会发布指南，要求临床医生避免使用替代药物治疗一种并不存在的疾病时，它对一整个行业构成了威胁。“莱姆通”医生们靠欺骗赚取的金钱多达几百万美元，他们不会听从美国传染病学会的指令。事实上，早在几年前，国际莱姆病及相关疾病协会（ILADS）——一个由“莱姆通”医生及其患者组成的组织——就发布了自己的指南，其建议与美国传染病学会的完全相反。三个慢性莱姆病活动团体——新泽西州莱姆病协会、加利福尼亚州莱姆病协会和康涅狄格州的“莱姆病时刻”组

① Misbehavior of Lyme Literate Doctors: P. G. Auwaerter, J. S. Bakken, R. J. Dattwyler, et al., “Antiscience and Ethical Concerns Associated with Advocacy of Lyme Disease,” *Lancet Infectious Diseases* 11 (2011): 713-719.

② Statement by IDSA against alternative Lyme therapies: G. P. Wormser, R. J. Dattwyler, E. D. Shapiro, et al., “The Clinical Assessment, Treatment, and Prevention of Lyme Disease, Human Granulocytic Anaplasmosis, and Babesiosis: Clinical Practice Guidelines by the Infectious Diseases Society of America,” *Clinical Infectious Diseases* 43 (2006): 1089-1134.

织——对各州检察长进行游说，希望能找到一个支持他们事业的人。①他们在莱姆病发源地的康涅狄格州找到了他们的贵人。

理查德·布卢门撒尔在纽约的布鲁克林长大。从哈佛大学毕业后，他进入耶鲁大学法学院学习，曾任《耶鲁法学杂志》主编，他还是比尔·克林顿和希拉里·克林顿的同学。1990 年，他当选为康涅狄格州总检察长，并分别于 1994 年、1998 年、2002 年和 2006 年连任。了解到布卢门撒尔的事迹，“莱姆通”医生们知道他们有了盟友。他曾在“莱姆病时刻”咨询委员会任职，获得过慢性莱姆病活动团体颁发的奖项，起草了一项确保居民接受长期抗生素治疗的州级法律，批评州卫生部门对莱姆病的低报告率，并支持一位名为查尔斯·雷·琼斯的儿科医生，这位医生被指控通过电话为内华达州（一个蜱虫很少的沙漠州）的儿童开抗生素处方，却从未对他们进行过检查。②（琼斯开着一辆加长豪华轿车出席听证会，一路受到众多粉丝的欢迎。③）

2006 年 11 月，指南发布一个月后，理查德·布卢门撒尔起诉美国传染病学会违反反垄断法，称其为未经授权的垄断组织。他对美国传染病学会和美国神经病学学会（AAN）对临床医生进行洗脑表示愤怒，他认为该指南“不当地忽视或淡化了有关慢性莱姆病的替代医学观点和证据的考虑”。布卢门撒尔声称，美国传染病学会和美国神经病学学会

---

① ILADS guidelines：D. Cameron, A. Gaito, N. Harris, et al.,“ILADS Working Group. Evidence-Based Guidelines for the Management of Lyme Disease,” *Expert Reviews of Anti-Infective Therapy* 2 (2004)：S1–S13.

② Lyme activist groups recruit politicians：B. Patoine, NerveCenter.“Guideline-Making Gets Tougher：Action by State Attorney General Over Lyme Disease Guidelines Stirs Debate,” *Annals of Neurology* 65 (2009)：A10–A15.

③ Jones and stretch limo：Whelan, D.,“Lyme Inc.,” www. forbes. com/forbes/2007/0312/096_ print. html.

“不仅在慢性莱姆病不存在的问题上得出了相同的结论，而且他们的推论有时使用了非常相似的措辞”。在理查德·布卢门撒尔看来，美国传染病学会和美国神经病学学会是某个更大阴谋的一部分；他不会让他们得逞。①美国神经病学学会的律师的辩词指出了显而易见的事实：美国传染病学会和美国神经病学学会得出了相同的结论，因为他们的结论是建立在相同的证据之上的。②

对布卢门撒尔不利的是，十年前，联邦贸易委员会和司法部都裁定，医学协会发布的治疗指南不会限制竞争，因此不受反垄断诉讼的约束。③布卢门撒尔是一名律师。他知道，如果法律站在你这一边，你就要以法律为依据进行辩论（法律并不站在他这一边）；如果事实站在你这一边，你就要以事实为依据进行辩论（美国传染病学会的指南是基于400多项科学研究）；如果两者都不站在你这一边，你就要攻击证人。因此，布卢门撒尔对证人进行了攻击，声称起草美国传染病学会指南的十四位科学家中，有五位没有披露与药品和诊断公司的财务关系。④鉴于美国传染病学会建议不要进行不必要的检查和治疗，布卢门撒尔的逻辑令人不解。如果遵循这些指南，药品和诊断公司的收入将会减少，而不

---

① Blumenthal sues IDSA：Press Release, Office of the Attorney General, “Attorney General's Investigation Reveals Flawed Lyme Disease Guideline Process, IDSA Agrees to Reassess Guidelines, Install Independent Arbiter,” May 1, 2008.

② AAN attorneys argue case：B. Patoine, NerveCenter. “Guideline-Making Gets Tougher：Action by State Attorney General Over Lyme Disease Guidelines Stirs Debate,” *Annals of Neurology* 65 (2009)：A10–A15.

③ Rulings by FTC and DOJ：*Schachar v. American Academy of Ophthalmology Inc.* 870 F2d 397 (7th Cir 1989).

④ Blumenthal claims conflict-of-interest：Press Release, Office of the Attorney General, “Attorney General's Investigation Reveals Flawed Lyme Disease Guideline Process, IDSA Agrees to Reassess Guidelines, Install Independent Arbiter,” May 1, 2008；www. policymed. com/2010/05/richard-blumenthals-lyme-Deception. html.

是增加。①

事实上，如果说有什么猫腻的话，反而是存在于另一方。当国际莱姆病及相关疾病协会发布偏向“莱姆通”医生的指南时，它没有披露其一位委员会成员是一家销售替代性莱姆诊断测试的公司的总裁。②此外，某些州的医疗委员会已经对“莱姆通”医生从静脉输液公司直接收受酬金的行为进行了处罚。③而且，与国际莱姆病及相关疾病协会委员会的医生和科学家不同，“莱姆通”医生在治疗慢性莱姆病方面收入颇丰。例如，约瑟夫·杰姆塞克在莱姆病患者不多的州行医，却在一年内从一家保险公司获取了600万美元。④（在宣布破产后，杰姆塞克开了一家只收现金的诊所，花费800万美元建造了一座带瀑布和三角钢琴的建筑。⑤）另一个例子是拉斐尔·斯特里克，国际莱姆病及相关疾病协会的前主席，据说他在旧金山的诊所治疗了2 000名莱姆病病人；这个数字值得一提，因为1998年至2007年间，加州报告的莱姆病病例还不到1 000个。（在斯特里克发现慢性莱姆病之前，他在一家阴茎增大诊所担任副医务主任。⑥）

---

① IDSA panel doesn't benefit from guidelines：www.policymed.com/2010/05/richard-blumenthals-lyme-Deception.html.

② ILADS and Lyme diagnostic test maker：J. D. Kraemer, L. O. Gostin, "Science, Politics, and Values：The Politicization of Professional Practice Guidelines," *Journal of the American Medical Association* 301 (2009)：665-667.

③ Conflict with intravenous infusion companies：P. G. Auwaerter, J. S. Bakken, R. J. Dattwyler, "Scientific Evidence and Best Patient Care Practices Should Guide the Ethics of Lyme Disease Activism," *Journal of Medical Ethics* 37 (2011)：1-6.

④ Jemsek revenue：D. Whelan, "Lyme Inc.," www.forbes.com/forbes/2007/0312/096_print.html.

⑤ Jemsek and waterfall：Ibid.

⑥ Stricker：P. G. Auwaerter, J. S. Bakken, R. J. Dattwyler, "Scientific Evidence and Best Patient Care Practices Should Guide the Ethics of Lyme Disease Activism," *Journal of Medical Ethics* 37 (2011)：1-6; D. Whelan, "Lyme Inc.," www.forbes.com/forbes/2007/0312/096_print.html

如果美国传染病学会的指南得以执行，保险公司可能会停止支付昂贵的治疗费用；对于“莱姆通”医生来说，没有什么比这更具威胁性了。

截至2008年5月，美国传染病学会已经花费了25万美元来应对布卢门撒尔的诉讼。①美国传染病学会是一个拥有9 000名会员的组织，会费很少，所以并没有多少资金。当时的学会主席安妮·格什恩回忆说：“真正让我们担心的是，与康涅狄格州总检察长办公室相比，我们并不是一个财力雄厚的组织。我们真的很担心他们会在财务上打垮我们。”②于是，双方达成了协议。美国传染病学会将组建另一个委员会。不过，这次将由来自得克萨斯大学加尔维斯顿分校的伦理学家霍华德·布罗迪来决定哪些人涉及严重的利益冲突。③

2010年4月22日，新的美国传染病学会委员会发布了最终报告。该小组对指南进行了一年多的仔细审查，举行了公开听证会，收集了超过150人的证词，并发布了一份长达66页的文件，其中包含1 250条参考文献。很难想象他们还能做得更彻底。结果与上次一样。专家小组得出结论：“根据所有现有证据，2006年指南中的建议在医学和科学上都是有合理依据的，不需要进行任何修改。”④布卢门撒尔此前坚持认为，至少应有75%的新专家组成员支持2006年的指南，

① IDSA litigation costs：D. Kraemer, L. O. Gostin, “Science, Politics, and Values：The Politicization of Professional Practice Guidelines,” *Journal of the American Medical Association* 301 (2009)：665-667.

② Anne Gershon quote：Interview with Anne Gershon, October 7, 2011.

③ Howard Brody：www. policymed. com/2010/05/richard-blumenthals-lyme-Deception. html.

④ IDSA final report：P. M. Lantos, W. A. Charini, G. Medoff, et al., “Final Report of the Lyme Disease Review Panel of the Infectious Diseases Society of America,” *Clinical Infectious Diseases* 51 (2010)：1-5.

否则将进行修订。[1]实际上，支持率是 100%。“莱姆通”医生们愤怒了。他们辩称，布罗迪限制了专家组成员的资格，只允许那些每年在莱姆病治疗方面收入不到 1 万美元的人员参与，这样就排除了几位相信慢性莱姆病的专家组成员（他们的收入远高于此）。[2]

慢性莱姆病的拥护者们也有出庭作证的机会，有几位在新的专家小组面前提供了证词。“会议氛围非常友好，”贝勒医学院儿科教授、新专家组组长卡罗尔·贝克回忆说，“我们比他们预想的更可信、态度更开放。我们在休息时段与他们交流。我们在意他们的意见。”莱姆组织本来确信指南的修订将对他们有利，因此他们在专家小组成员下榻的同一家酒店举行了庆祝活动。“我想他们期待的是一个不同的结果，”贝克回忆说，当专家组维持之前的建议时，贝克成了慢性莱姆病社区的攻击目标，“我收到了网络威胁，说我对患者没有同情心，我不关心他人。这些邮件持续了一年。一点都不好玩。”[3]

在第二个专家小组同意第一个专家小组的结论后，布卢门撒尔表示他的办公室正在“审查美国传染病学会对其 2006 年莱姆病指南的重新评估，以确定其是否满足了和解协议的要求”。[4]仅此而已。“没有任何道歉。什么都没有，”贝克回忆说，“我再也没有听到他说一个字。”毫

---

① Blumenthal and 75 percent requirement: www. policymed. com/2010/05/richard-blumenthals-lyme-Deception. html.

② Anger at $ 10,000 cut off: Ibid.; B. Patoine, NerveCenter. “Guideline-Making Gets Tougher: Action by State Attorney General Over Lyme Disease Guidelines Stirs Debate,” *Annals of Neurology* 65 (2009): A10–A15.

③ Carol Baker quotes: Interview with Carol Baker, September 26, 2011.

④ Blumenthal response to IDSA’s final report: www. ct. gov/ag/cwp/view. asp? A = 2341&Q = 459296.

无疑问，布卢门撒尔应该道歉。向被切除胆囊的小女孩道歉，向因长期接受抗生素治疗而死亡的女子道歉，向因铋剂治疗而死亡的男子道歉，向因疟疾治疗而饱受痛苦的两名新泽西居民道歉，向套现自己养老金账户每月支付给“莱姆通”医生 15 000 美元治疗一种根本不存在的疾病的妇女道歉。[①]而布卢门撒尔却竭尽全力向媒体和公众宣传这种疾病。

理查德·布卢门撒尔曾试图将“慢性莱姆病”变成一个关于人而不是科学的事件。虽然他最终可能会在委员会中塞进足够多的边缘医生，以更改美国传染病学会的指南，但他并不能改变莱姆病的科学本质，就像丹·伯顿不能改变苦杏仁苷的事实或泰勒·雷科德不能改变圆周率的值一样。在对布卢门撒尔事件的批判中，戈斯汀和克莱默的总结最为精辟。“科学过程不是民主的”，[②] 他们写道，科学并不在于谁获得的票数最多，而在于证据的质量、力度和可复现性。

2011 年 1 月 5 日，理查德·布卢门撒尔宣誓就任美国参议院议员，接替克里斯托弗·多德空出的席位。他随即被任命为卫生、教育、劳工和养老金委员会成员。

---

① 401（k）account story：P. Callahan, T. Tsouderos, “Chronic Lyme Disease：A Dubious Diagnosis,” *Chicago Tribune*, December 8, 2010.

② Gostin and Kraemer regarding scientific process：J. D. Kraemer, L. O. Gostin, “Science, Politics, and Values：The Politicization of Professional Practice Guidelines,” *Journal of the American Medical Association* 301（2009）：665–667.

第五部　贩卖希望的行业

第八章

治疗癌症：史蒂夫·乔布斯、鲨鱼软骨、咖啡灌肠及其他

“在所有以死者和垂死者的尸体为食的食尸鬼中，癌症庸医是最恶毒、最无情的。”

——《美国医学会杂志》前编辑莫里斯·菲什拜因

2003 年 10 月，苹果电脑联合创始人史蒂夫·乔布斯被诊断出患有胰腺癌。他是一位才华横溢、不断进取的创新者，他设计了 MP3 播放器、智能手机和第一款成功的个人电脑。乔布斯喜欢掌控一切，喜欢做决定。面对癌症，他掌握主动。大多数胰腺肿瘤是治不好的（即所谓的腺癌）。但乔布斯患的是神经内分泌肿瘤；如果及早手术，他的生存机会很大。不幸的是，在长达九个月的时间里，身为佛教徒和素食主义者的乔布斯用针灸、草药、肠道清理以及胡萝卜汁和果汁组成的特殊癌症饮食来自我治疗。事实证明，他的选择是致命的。当他接受手术时，癌症已经扩散。2011 年 10 月 5 日，乔布斯死于一种可治疗的疾病。①

乔布斯并不是第一个被治疗癌症的偏方所蛊惑的人。

19 世纪，药剂师们出售神奇的灵丹妙药，但一经分析，这些药并不那么神奇。本杰明·拜的癌症药方含有棉籽油、杏仁油、菝葜、滑石粉和凡士林。查姆利的药方由“一种来自太平洋岛屿的灌木”制成，还含有酒精、铁、糖精和马钱子碱；而柯瑞的癌症药方含有双氧水、碘、泻

药和可卡因。放射硫磺癌症疗法在利姆堡奶酪的倒模中加入硫酸镁，为发明者带来了 100 万美元的净收益。毒素吸附疗法中含有沙子和黏土（将癌细胞吸出）。鲁伯特·威尔斯博士售卖的“镭多尔”，在广告中被宣传为“镭浸润液”，但其实并不含镭。甚至约翰·D. 洛克菲勒的父亲也参与其中，在县集市上借助魔术师、催眠师和口技表演者的帮助推销他的假冒抗癌药。②

美国早期癌症疗法的罪孽罄竹难书，它们对于药贩子来说是一座金矿，实际上却毫无价值。

20 世纪初，艾伯特·艾布拉姆斯将美国人对癌症的恐惧与对小器具的热爱结合到一起。

艾布拉姆斯 1864 年出生于旧金山。他就读于德国海德堡大学，之后回到加利福尼亚，成为一名受人尊敬的神经病学家、病理学教授和加利福尼亚州医学会副会长。然后在 1910 年，艾伯特·艾布拉姆斯成为“20 世纪的首席骗子”③。

艾布拉姆斯声称，癌症以及肺结核、淋病和梅毒等疾病会像无线电波一样发出不同的振动。为了检测这些振动，他发明了“动力仪”，这是一个由线圈、电池和变阻器组装成的盒子。盒子里有两根电线：一根插在墙上的插座上，另一根固定在患者的额头上。为了做出正确的诊断，艾布拉姆斯取一滴患者的血放入盒子里。然后，患者脱光衣服（避

---

① Steve Jobs：P. Elkind，“The Trouble with Steve Jobs，” *Fortune*，March 5，2008，http：//money.cnn.com/2008/03/02/news/companies/elkind_jobs.fortune/index.htm?postversion=2008030510；S. Begley，“Job's Unorthodox Treatment，” *The Daily Beast*，October 5，2011；S. Lohr，“Jobs Tried Exotic Treatments to Combat Cancer，Book Says，” *New York Times*，October 20，2011；W. Isaacson，*Steve Jobs*，New York：Simon & Schuster，2011：454.

② Early American cancer cures：Anonymous，*Nostrums and Quackery*，25–75；Young，*American Health Quackery*，234；Barrett，*Consumer Health*，370，375.

③ Abrams and charlatan：Young，*Health Quackery*，189.

免穿橙色和红色的衣物），面朝西方，站在一个光线昏暗的房间里，让艾布拉姆斯触摸他们的腹部。动力仪还能检测出病人的出生地、种族背景、死亡年份、宗教信仰（犹太人的腹部比基督徒的更钝感）以及高尔夫球差点①。艾布拉姆斯以250美元的价格出租这台机器，并每月收取5美元的使用费。1923年诺贝尔物理学奖得主罗伯特·米利肯将动力仪形容为“一个十岁男孩为了愚弄八岁孩子而造出的东西”。②

艾布拉姆斯很快意识到，光靠诊断是不够的，于是他发明了“振动协调仪”，它能发出特定的振动来治疗疾病。没有人比普利策奖得主、《屠场》的作者厄普顿·辛克莱更钦佩艾布拉姆斯了。辛克莱在一篇题为《奇迹之屋》的文章中，对艾布拉姆斯的突破性技术大加赞赏。这篇文章一经发表，艾布拉姆斯的机器销售额便一飞冲天。到1920年代初，成千上万的医生都在使用艾布拉姆斯的机器，其中大部分是整脊师。然而，和许多科学家一样，《科学美国人》的资深编辑并不买辛克莱的账，认为他的名字“在医学研究中的意义，不比杰克·邓普西③在处理第四维度的论文中的意义大，也不比贝比·鲁斯④在数学不变性理论上的意义更大”。⑤

最终，科学家们对艾布拉姆斯的动力仪进行了测试，给他发送了动物和死人的血液。艾布拉姆斯——以为他评估的是活人——诊断出一只豚鼠患有癌症，一只羊患有梅毒，一只公鸡患有鼻窦炎，一个死人患有结肠炎。公众从未留意过这个骗局。1924年艾布拉姆斯去世时，他已

① 差点指数的简称，是衡量高尔夫球员在标准难度球场打球时潜在打球能力的指数。——译者

② Robert Milliken quote：Young，*Health Quackery*，189.

③ 杰克·邓普西是20世纪初的美国男演员。——译者

④ 贝比·鲁斯是20世纪初的美国棒球运动员。——译者

⑤ *Scientific American* editor’s quote：Young，*Medical Messiahs*，140.

经积累了超过200万美元的财富。①

1940年代，威廉·科赫发明了乙醛酸，这是两个一氧化碳分子的组合。不过，一氧化碳分子不能长时间保持在一起，在不到0.000 000 01秒的时间内就会分离成气体。化学家分析后发现，科赫的乙醛酸含有水，而且只有水。科赫把他的疗法卖给了成千上万的医生，每次注射收费300美元。②

1950年代，波士顿儿童医院的研究人员证明了氨基蝶呤等化疗药物可以治疗某些癌症。几年后，哈里·霍克西发明了黄药、粉药和黑药。黄药是一种用砒霜制成的糊剂，用于治疗皮肤癌。粉药和黑药治疗“内部”癌症。粉药含有胃蛋白酶（一种嫩肉剂）和碘化钾（一种用于给食盐加碘的化学物质）。黑药含有花椒树皮、沙棘树皮、小檗根、甘草根、美洲商陆、紫花苜蓿和红三叶草花（合到一起是一种草本泻药）。

在20世纪最厉害的癌症骗子中，没有人比哈里·霍克西更成功。霍克西在八年级时辍学后，以做煤矿工人、保险推销员和拳击手为生。但是，一个古老的祖传秘方改变了他的一生。霍克西的曾祖父是肯塔基州的一个农民，他声称曾用捣碎的花朵、磨碎的茎秆和煮熟的根治好了一匹马的骨癌。哈里的父亲继承了这一秘方并将它传了下去，黑药由此诞生。

霍克西东奔西走，在艾奥瓦州、密歇根州、西弗吉尼亚州和新泽西

---

① Albert Abrams story: Young, *Health Quackery*, 189; Jameson, *Natural History*, 210－212; Modde, *Chiropractic Malpractice*, 103; Lee, *Brinkley*, xii－xiii; McCoy, *Quack*, 72－83; Young, *Medical Messiahs*, 137－142; Fishbein, *Fads*, 140－155; Fishbein, *Medical Follies*, 99－118.

② Glyoxylide: Young, *American Health Quackery*, 235; Barrett, *Schemes*, 5; Barrett, *Health Robbers*, 27, 93.

州兜售他的癌症秘方，经常因无证行医而被定罪。最后，他搬到了达拉斯，并获得了自然疗法医师的执照，有效地甩掉了警方盯梢。没过几年，霍克西就在丹佛、洛杉矶和其他十五个城市开设了诊所。到 1950 年代初，霍克西名下有 1 万名患者，年收入达到 150 万美元。他的办公桌上有一块铭牌，上面写着："世上有两种人——得者和失者。"① 霍克西是个得者，他购置了油井、地产、汽车、飞机和一个占地 600 英亩的牧场。"上流人士对我笑脸相迎，"他说，"我是全国首富 H. L. 亨特先生的朋友，他最好小心点，我要赶上他了。"

到 1950 年代中期，哈里·霍克西在得克萨斯州的诊所已成为美国最大的私人癌症诊所。然后，霍克西将商业成功与临床效果混为一谈。他急切地希望得到认可，于是把他最神效的治愈记录寄给了美国国家癌症研究所的科学家们，结果科学家们发现霍克西的病人要么从未患过癌症，要么仍然患有癌症，要么在来到他的诊所之前就已经痊愈，要么已经死亡。

因为一名患骨癌的十六岁男孩的父母选择了粉药和黑药，而不是挽救生命的截肢手术，霍克西的职业生涯戛然而止。在这家人起诉他欺诈并打赢官司后，霍克西逃往蒂华纳，在那里成立了另一家诊所。哈里·霍克西于 1974 年去世，但他在墨西哥的诊所一直营业到 1999 年。②

1960 年代，安德鲁·艾维推出了下一个了不起的癌症疗法：克雷比奥岑（Krebiozen）。艾维的崛起与他的崩塌一样令人瞩目。

---

① 'Dem that gets took' quote: Young, *Medical Messiahs*, 363.

② Harry Hoxsey: Young, *American Health Quackery*, 235; Johnston, *Politics of Healing*, 235-236; Barrett, *Consumer Health*, 370; Young, *Medical Messiahs*, 360-389; Juhne, *Quacks and Crusaders*, 64-91.

安德鲁·艾维 1893 年出生于密苏里州法明顿。他先后就读于芝加哥大学和拉什医学院，并于 1916 年获得理学学士学位，1917 年获得理学硕士学位，1918 年获得博士学位，1922 年获得医学博士学位。此后的三十五年中，艾维在胃肠病学、航空医学、生殖医学、血凝、人工呼吸、心区疼痛、闪电灼伤和伤寒感染等领域发表了 1 500 篇论文。到 1970 年，艾维的研究成果被引用的次数超过了世界上任何其他科学家。他 1950 年撰写的教科书《胃溃疡》至今仍是经典之作。

艾维的成就得到了认可，他被任命为西北医学院生理学和药理学系主任和伊利诺伊大学副校长；后来，他又被美国总统授予功绩证书。但对大多数美国人来说，安德鲁·艾维是帮助起诉被指控虐待和谋杀的纳粹医生的人，也是《纽伦堡守则：一份关于人体实验伦理的宣言》的作者。①乔纳森·莫雷诺在他的著作《不应有的风险：国家秘密进行的人体试验》中写道："战争结束时，艾维可能是美国最有名的医生。"②

然后，1949 年 7 月，在史蒂文·杜罗维克一次来访之后，安德鲁·艾维开始从荣耀不断滑向堕落。杜罗维克从祖国南斯拉夫逃到阿根廷，他相信自己有一种治疗癌症的方法。在阿根廷期间，杜罗维克给马注射了一种名为放线菌的细菌，收集马的血清，将其冷冻干燥后重新悬浮在矿物油中。他把这种新药称为克雷比奥岑。当杜罗维克来到美国时，他知道安德鲁·艾维就是他要找的人。多年来，艾维一直在对患有甲状腺癌的狗进行研究，他相信狗的体内会产生一种天然的抗癌物质，但他找不到这种物质。而杜罗维克却认为他找到了。

---

① Career of Andrew Ivy: M. I. Grossman, "Andrew Conway Ivy (1893—1978)," *Physiologist* 21 (1978): 11-12; D. B. Dill, "A. C. Ivy—Reminiscences," *Physiologist* 22 (1979): 21-22; E. Shuster, "Fifty Years Later: The Significance of the Nuremberg Code," *New England Journal of Medicine* 337 (1997): 1436-1440.

② Moreno regarding Ivy: J. D. Moreno, *Undue Risk: Secret State Experiments on Humans*, New York: Routledge, 2001: 66.

在拜访艾维之前，杜罗维克已经在十二只患癌症的猫狗身上试验过克雷比奥岑，并声称它们的病情都有所好转或得以痊愈。艾维对此很感兴趣，于是他给自己、一位同事和一条狗注射了这种药物。艾维确信这种药物是安全的，于是在 1949 年 8 月 20 日为第一位癌症患者进行了注射。1951 年 3 月 27 日，在治疗了二十二名患者后，艾维在芝加哥的德雷克酒店举行的新闻发布会上宣布了他的研究成果，邀请了当地医生、意向投资者、芝加哥市长、两名美国参议员以及四家芝加哥报纸的科学记者。艾维声称，他的所有病人都有"明显的改善"。事实上，二十二位病人中有十位已经死亡，均死于癌症。

艾维的国际声誉让人们对克雷比奥岑产生了兴趣。几年内，4 000 多名癌症患者接受了治疗。1952 年，癌症专家审查了患者记录，得出了克雷比奥岑毫无价值的结论。1961 年，美国国家癌症研究所自己进行研究后也得出了同样的结论。后来 FDA 的化学家终于对克雷比奥岑的成分进行了分析，他们发现其中含有矿物油和肌酸（一种存在于肌肉中的无害物质）。克雷比奥岑是一个骗局。

1964 年，安德鲁·艾维和史蒂文·杜罗维克因邮件欺诈、不实标注、共谋和虚假陈述等 49 项罪名被起诉。杜罗维克逃往瑞士，并在瑞士银行账户中存入了 200 万美元。艾维被同事孤立，于 1978 年去世，至死仍坚信克雷比奥岑能治疗癌症。①

1980 年代，马克斯·格森发明了一种神奇的抗癌饮食。

---

① Krebiozen：Barrett，*Consumer Health*，370；J. F. Holland，"The Krebiozen Story，" http：//www. quackwatch. com/01QuackeryRelatedTopics/Cancer/krebiozen. html； S. Chertow，"Krebiozen，" http：//www. chilit. org/Papers% 20by% 20author/Chertow% 20 − −%20K rebiozen. htm；W. F. Janssen，"Cancer Quackery：Past and Present，" http：//www. can certreatmentwatch. org/q/janssen. shtml；P. S. Ward，"Who Will Bell the Cat？ Andrew C. Ivy and Krebiozen，" *Bulletin of the History of Medicine* 58（1984）：28−52；A. C. Ivy，"Krebiozen：An Agent for the Treatment of Malignant Tumors，" Chicago：Champlin-Shealy Company，1951.

格森是一位出生在德国的医生，于1936年移民美国。利用美国人对环境毒素的恐惧，格森提出了两步疗法：食用天然食物，包括1加仑混合水果、蔬菜和生的小牛肝脏；每天用咖啡灌肠法清除有害毒素。格森的疗法还包括注射肝脏提取物、臭氧灌肠、“活细胞疗法”、甲状腺片剂、蜂王浆胶囊、亚麻籽油、蓖麻油灌肠、黏土敷料包、大剂量维生素C以及用灭活的葡萄球菌制成的疫苗。1980年代中期，三位自然疗法医生对格森疗法满怀期望，他们访问了格森的诊所，并对十八名患者进行了长达五年的跟踪调查；其中十七人死于癌症，一人仍在忍受病痛的折磨。国家癌症研究所还审查了八十六名接受格森饮食治疗的患者的记录，发现没有证据表明格森饮食有效——这一发现显然没有对史蒂夫·乔布斯产生影响，他选择了格森疗法，而不是可能挽救他生命的手术。

格森饮食法还存在其他问题。1980年至1986年间，有十三位因注射格森肝脏提取物引起血液感染的患者被送往当地医院。格森研究所至今仍在圣地亚哥营业。①

1990年代，最炙手可热的是鲨鱼软骨。

1993年2月28日，哥伦比亚广播公司的《60分钟》节目播出了一则报道，声称鲨鱼软骨可以治疗癌症。短片的主角是威廉·莱恩，佛罗里达州的一名商人，拥有一家捕鲨公司。莱恩曾写过一本名为《鲨鱼不得癌症》的书。在节目中，记者迈克·华莱士展示了几位正在健身的古巴癌症患者，他们都声称鲨鱼软骨治好了他们的病。华莱士对这种美其名曰“倍能飞”的新药赞不绝口。

《60分钟》节目播出后的两周内，市场上就出现了30种鲨鱼软骨

---

① Gerson diet：Barrett，*Health Robbers*，87－88；Barrett，*Consumer Health*，372；Butler，*Consumer's Guide*，43；Quackwatch，Questionable Cancer Therapies，www. quackwatch. com/01QuackeryRelatedTopics/cancer. html.

新产品。两年内，鲨鱼软骨就成为一个年收入 3 000 万美元的产业。1996 年，莱恩撰写了《鲨鱼仍不得癌症》一书。到 1990 年代末，每四名癌症患者中就有一人服用鲨鱼软骨。

在筹备节目时，迈克·华莱士忽略了几个事实。其一，根据史密森尼研究所的《低等动物肿瘤登记册》记载，鲨鱼其实会得癌症，包括软骨癌。其二，在节目播出之前，莱恩已经邀请了一组比利时研究人员来测试他的产品。结果证明它没有疗效。其三，即使鲨鱼软骨真的能治愈某些癌症，食用它也没有多大意义。胃酸和酶会破坏软骨中的蛋白质。（这就是为什么糖尿病患者不是口服，而是注射胰岛素的原因。）在《60 分钟》节目播出后的几年内，有十三项研究证明鲨鱼软骨不能治愈乳腺癌、结肠癌、肺癌或前列腺癌。2000 年，威廉·莱恩同意因虚假宣传向联邦贸易委员会赔付 100 万美元。

鲨鱼软骨的热炒导致刺尖犬鲨和蓝鲨濒临灭绝，这两种鲨鱼都被列为易危物种。可悲的是，有些人用鲨鱼软骨代替了本可能挽救他们生命的常规治疗，其中最为人所知的是一名患有脑肿瘤的九岁加拿大女孩。在肿瘤被切除后，医生建议进行放射治疗和化疗，这样生存的机会很大。她的父母却选择了鲨鱼软骨。她在四个月后死亡。

在药店和互联网上仍然可以买到鲨鱼软骨。①

---

① Shark cartilage: Barrett, *Consumer Health*, 371–372; Barrett, *Vitamin Pushers*, 374–376; Hurley, *Natural Causes*, 201–204, 223; Shapiro, *Suckers*, 176–178; Wanjek, *Bad Medicine*, 103–107; Singh and Ernst, *Trick or Treatment*, 263–264; M. J. Coppes, R. A. Anderson, R. M. Egeler, J. E. A. Wolff, "Alternative Therapies for the Treatment of Childhood Cancer," *New England Journal of Medicine* 339 (1998): 846–847.

第九章

患病的孩子，绝望的父母：斯坦尼斯劳·布尔津斯基的尿液疗法

“除非你知道为什么旋转木马上的孩子每次经过都会向他的父母招手，而他的父母也总是挥手回应，否则你就并不真正了解人性。”

——《堪萨斯城之星》专栏作家威廉·D. 塔姆梅斯

尽管有许多非常规疗法可供选择，但 21 世纪初，抗癌假药的故事基本上是某个人的故事。这个人职业生涯的早期，在多个媒体平台上得到了宣传和推广，如作家加里·努尔在《阁楼》杂志上，莎莉·杰西·拉菲尔在她的每日脱口秀节目中，杰拉尔多·里维拉在美国广播公司的《20/20》节目中，哈里·史密斯在哥伦比亚广播公司的《今晨》节目中。在 FDA 对他进行追踪调查时，数百名患者和多位美国国会议员主动对他表示支持。2010 年，他成为一部长篇纪录片的主题，片名叫《布尔津斯基》。

2007 年 4 月 25 日，比莉·班布里奇出生于英格兰埃克塞特镇。在她四岁的时候，母亲泰莉发现她有些不对劲。泰莉回忆说：“她睡午觉时，我在床上抱着她，感觉她好像很热。当她醒来时，她的头就像癫痫小发作一样摇晃起来，然后开始呕吐。”第二天，比莉还好。然后她的病情开始恶化。“在接下来的几周里，她开始用奇怪的声音说话，我以为她只是在搞怪，就一直告诉她不要这样。但几天后，她的眼皮似乎有

些下垂，而且开始流口水。我以为她中风了。”

两天后，比莉被送往皇家德文和埃克塞特医院进行头部核磁共振检查。诊断结果是脑干胶质瘤，一种无法治愈的脑癌。脑干胶质瘤通常用放疗来治疗，最初几个疗程可以缩小肿瘤，减轻症状。但胶质瘤往往会复发，对放射线产生抵抗。化疗对这种病也通常不起作用。医生解释说，比莉康复的机会很小。她很可能在一年内死亡。

但萨姆和泰莉·班布里奇并没有放弃。他们听说得克萨斯州休斯敦有一种神奇的药物，他们要不惜一切代价用上这种药。然而，费用是天文数字，估计约为20万英镑（30万美元）。而且，祸不单行，泰莉最近被诊断出患有乳腺癌。班布里奇夫妇向他们的朋友和邻居求助。“我拒绝相信比莉会死，”泰莉说，“我会尽我所能让她活着。”

几周内，英国人都知道了比莉和泰莉·班布里奇的事情。英国喜剧演员彼得·凯在布莱克普尔歌剧院举办了一系列慈善音乐会。英国摇滚乐队电台司令捐赠了一把签名吉他，这把吉他以9 000英镑售出。其他乐队如涂鸦男孩、I Am Kloot和Everything Everything在曼彻斯特举行了慈善演出。芒奇金日间托幼所以100英镑的价格出售抽奖券，奖品是价值2万英镑的一年学费。（获奖者克里斯蒂安·布鲁克和亚历克斯·布鲁克把钱捐给了班布里奇夫妇，并继续支付自己儿子的学费。）当地的橄榄球队埃克塞特酋长队的队员蓄起胡须，希望能筹集到2 000英镑。一场慈善舞会筹集到了1.2万英镑。两名骑行者从爱丁堡骑车到埃克塞特，共筹得5 000多英镑。一系列蛋糕义卖活动每次都筹集到1 000英镑。安东尼·克顿、谢丽尔·科尔和迈可·布伯雷等国际名流也纷纷伸出援手。一位匿名的美国慈善家捐赠了2.5万美元。最终，班布里奇夫妇筹集到了20万英镑。2011年9月17日，比莉第一次出现症状后仅三个月，班布里奇一家就坐上了飞往得克萨斯州休斯敦的班机。萨姆说：“得克萨斯诊所是我们最后的希望。”他们很快就会见到诊所的主任。①

斯坦尼斯劳·布尔津斯基1943年出生于波兰。1967年从卢布林医学院毕业时，已经发表了十四篇论文：这是一个了不起的成就。第二年，他以题为《健康人和慢性肾功能不全患者血清中氨基酸和肽的研究》的论文获得了博士学位。布尔津斯基有一个想法。他认为，长期患有肾病的人并不像肾脏正常的人那样经常罹患癌症。他相信答案可以在他们的尿液中找到。布尔津斯基推断，肾病患者之所以不会患癌，是因为他们与肾脏正常的人不同，没有排出某些具有抗癌作用的救命物质；他把这些物质称为抗肿瘤素（antineoplastons）。布尔津斯基相信，如果他能从健康人的尿液中分离出这些预防癌症的肽，就能治愈癌症。

在波兰完成内科住院医师培训后，布尔津斯基进入休斯敦贝勒医学院，在那里他从麻醉学系的助理研究员晋升为助理教授。1974年，他在实验室中分离出一系列抑制骨癌细胞生长的肽（比蛋白质更小的氨基酸链）。国家癌症研究所对他的发现很有兴趣，给予他为期三年的资助，他就此发表了六篇论文，最后一篇成了他安身立命的资本。②他写道：

---

① Billie Bainbridge: R. Smith, "Mum and Four-Year-Old Daughter Both Battling Cancer," *Daily Mirror*, August 8, 2011; " 'A Lot of People Ask Me How I Cope, But You Just Kind of Deal With It—That's All You Can Do,' " *Exeter Express and Echo*, August 13, 2011; C. Axford and L. French, "Exeter Family Hit Twice By Cancer 'Fights On' for Child," *BBC News*, August 19, 2011; "Mother and Daughter, 4, in Fight to Battle Cancer," *Metro*, August 21, 2011; "Billie Bainbridge Set to Fly to Take Part in Medical Trial," *Exeter Express and Echo*, September 15, 2011; "Positive Start for Billie Bainbridge's America Treatment," *Exeter Express and Echo*, September 29, 2011; "Brave Billie Starting Treatment in States," *Exeter Express and Echo*, October 6, 2011; "Billie Fund Rises Toward Target," *Exeter Express and Echo*, October 13, 2011; "Chiefs Added to Growing Support for Billie's Fund," *Exeter Express and Echo*, October 20, 2011; "Raffle Prize Goes to Butterfly Fund," *Exeter Express and Echo*, November 3, 2011; L. Bainbridge, "The Worst Year of My Life: Cancer Has My Family in Its Grip," *The Observer*, November 19, 2011.

② Burzynski's early research career: M. E. G. Smith, "The Burzynski Controversy in the United States and Canada: A Comparative Case Study in the Sociology of Alternative Medicine," *The Canadian Journal of Sociology* 17 (1992): 133–160.

"根据我们的定义，抗肿瘤物质是由生物体生成的物质，可保护生物体免受肿瘤生长的影响，同时又不会明显抑制正常组织的生长。"① 这是一项重大突破。癌症患者终于不用再忍受放疗和化疗的折磨。他们可以使用抗肿瘤素这种无副作用的天然产品进行治疗。但美国国家癌症研究所并不这么认为，他们没有继续资助布尔津斯基的研究。

失去资助后，贝勒医学院的管理层让布尔津斯基做出选择。他要么留在麻醉学系，从事与该系目标一致的研究（目标并不是治愈癌症），要么离开。布尔津斯基选择了离开，他在休斯敦租下一间 250 平方米的车库，这个车库后来成了布尔津斯基研究所。②他的第一项任务是分离出大量的抗肿瘤素。于是，在休斯敦炎热的夏天，斯坦尼斯劳·布尔津斯基从公共洗手间和当地囚犯那里收集了 100 多加仑（约 380 升）的尿液,③ 并从中分离出了他称之为 AS2. 1 和 A10 的抗肿瘤素。

尽管布尔津斯基没有接受过癌症方面的专门培训，但 FDA 还是批准他在小规模临床试验中测试抗肿瘤素。他不缺患者，参与者包括脑癌、结肠癌、胰腺癌、乳腺癌、前列腺癌、直肠癌、肺癌、肾癌和膀胱癌等晚期癌症患者。他们病入膏肓，已经被医疗机构彻底放弃。对他们来说，癌症已经成了死刑判决。但斯坦尼斯劳·布尔津斯基没有放弃。他对抗肿瘤素的神效有信心。

1979 年，加里·努尔，一位主流医学方面的时评家在《阁楼》杂

---

① Burzynski defines antineoplastons: S. R. Burzynski, "Antineoplastons: Biochemical Defense Against Cancer," *Physiological Chemistry and Physics* 8 (1976): 275-279.

② Burzynski Research Institute: M. E. G. Smith, "The Burzynski Controversy in the United States and Canada: A Comparative Case Study in the Sociology of Alternative Medicine," *The Canadian Journal of Sociology* 17 (1992): 133-160.

③ Burzynski collects urine: G. Null, "The Suppression of Cancer Cures," *Penthouse*, October 1979; "War on Cancer: Politics or Profit," ABC News *20/20*, October 21, 1981.

志上发表了一篇文章，题为“神药制服癌症”。努尔讲述了肺癌转移到脑部的六十三岁男子的故事。服用抗肿瘤素六周后，肺癌不见了。又过了几周，脑转移也消失了。文章称，有 41 名晚期癌症患者接受了治疗，“其中 86% 的患者病情明显好转”。这是布尔津斯基首次在媒体上露面，促使他的业务量直线上升。①

两年后，美国广播公司《20/20》栏目的记者杰拉尔多·里维拉播出了一档名为《抗癌战争：治疗、利润还是政治?》的节目。布尔津斯基再次被塑造成一个未被认可的英雄。里维拉用希望和生存的故事打动了观众：

“1979 年初，史蒂夫·希普得知了一个可怕的消息，”里维拉说，“史蒂夫患上了癌症。密歇根州医生的结论是：‘我们在等他离世’。史蒂夫的医生最近向《20/20》证实，他的肿瘤已经缩小。”

“阿尔·斯瓦兹兰来自加拿大。1978 年底，阿尔发现自己患上了膀胱癌。六次手术后，他唯一的机会就是切除膀胱，这意味着他的余生都需要在腹部装一个尿袋。阿尔刚刚告诉我们，到目前为止，他已经没有活动性肿瘤。”

“乔斯琳·钱西的乳腺癌已经扩散到了骨骼，无法手术了。”“我和大约十五名医生谈过，他们一致认为她已经处于晚期了。”她丈夫说。但是像史蒂夫·希普和阿尔·斯瓦兹兰一样，乔斯琳·钱西对抗肿瘤素有了奇迹般的反应。“乔斯琳的骨骼扫描显示她已部分缓解，”里维拉说，“最近一次的骨骼扫描显示病情进一步好转。”“我晚上睡得很好。”乔斯琳说。

斯坦尼斯劳·布尔津斯基开办布尔津斯基研究所仅四年，就治愈了不少已经毫无希望的病人。尽管如此，抗肿瘤素仍未能进入主流。里维

① Null article：G. Null，“The Suppression of Cancer Cures，” *Penthouse*，October 1979.

拉知道这是为什么。他说："有一个癌症利益集团，它基本上分为两个部分。一个是资金最雄厚的政府卫生机构，叫作国家癌症研究所。另一个是最富有的私人慈善机构——美国癌症协会。在批评者看来，这两个机构的职能联手，产生了一种扼杀效应，对癌症的研究和信息形成了垄断。"里维拉认为，癌症医生并不是富有同情心的照护者，他们是冷酷无情的商人。"癌症不仅仅是一种疾病，"他说，"它是一种政治和经济现象，是一项年收入 300 亿美元的生意。"显然，他们无意让斯坦尼斯劳·布尔津斯基这样的人分一杯羹。布尔津斯基对里维拉说："如果有人能在抗癌战役中提出一些新的创新理念，那么美国公众最终会责问那些大机构，你们把钱都花在什么地方了？你们的成果在哪里？最后，他们就不得不对美国公众做出回应！"①

布尔津斯基的奇迹仍在继续。七岁的达斯汀·库纳里接受了抗肿瘤素治疗；脑肿瘤在六周后消失了。托里·莫雷诺的晚期脑癌在五个月后消失了。抗肿瘤药物还治愈了帕梅拉·温宁汉姆、克里斯汀·希夫、扎卡里·麦康奈尔和托马斯·韦尔伯恩的脑肿瘤。他们还治愈了兰迪·戈斯的肾癌。[8]

1995 年，哥伦比亚广播公司《早安美国》的哈里·史密斯在节目中介绍了几位被抗肿瘤素治愈的病人。洛杉矶的尼尔·杜布林斯基说："就像我从未得过癌症一样。休斯敦这座城市救了我的命。"② 2001 年，托马斯·埃利亚斯撰写了《布尔津斯基的突破：最有前途的癌症治疗方

① Geraldo Rivera report: "War on Cancer: Politics or Profit," ABC News *20/20*, October 21, 1981.

② Patients cured by antineoplastons: T. Elias, *The Burzynski Breakthrough*, Nevada City, California: Lexikos, 2001; G. Phillips, "Interview with Dr. Burzynski," December 5, 2003, www.cancerinform.org/aburzinterview.html.

法与政府的压制运动》一书。[1]埃利亚斯讲述了布尔津斯基是如何受到医疗机构迫害的。他还讲述了那些被抗肿瘤素拯救的患者的故事，尽管癌症专家们竭力对眼前发生的奇迹视而不见。

2010年，纪录片《布尔津斯基》在全国范围内播出。这部由埃里克·梅罗拉编剧和导演的纪录片讲述了乔迪·芬顿和杰西卡·雷塞尔从脑癌中康复，以及凯尔西·霍尔从肾上腺癌中康复的故事，都是抗肿瘤素的功劳，尽管所谓癌症专家们并不看好。影片还揭露了FDA局长大卫·凯斯勒如何试图封杀斯坦尼斯劳·布尔津斯基。来自北卡罗来纳州的共和党国会议员理查德·伯尔说："这是我所见过的对刑事司法制度最严重的滥用行为之一。"布尔津斯基在漩涡之中表现得十分平静，毫不动摇，毫不畏惧。他是当代的塞梅尔维斯[2]，那时候，塞梅尔维斯的同行们对他展示的洗手可以阻止细菌传播的证据置之不理。朱利安·惠特克博士说："显然，布尔津斯基博士在癌症领域做出了有史以来最重要的发现。"[3]

到2011年为止，位于得克萨斯州斯塔福德的布尔津斯基研究所已拥有四名化学家、四名生物学家、三名药剂师，以及一个占地面积超过4 300平方米的抗肿瘤素生产设施，其规模相当于一家小型生物技术公司。[4]

那么，为什么抗肿瘤素没有成为常规癌症治疗的一部分呢？病人肯定没有编造故事。人们肯定不会在没有治愈的情况下说自己已经从晚期

---

① Harry Smith interviews Burzynski's patients：D. Fehling，"Controversial Cancer Doc：Urine Treatment Works，" www. kens5. com/archive/66499497. html.

② Semmelweis，匈牙利医生。——译者

③ Burzynski movie：*Burzynski*：*The Movie*，Merola Films，2010.

④ Burzynski Research Institute：Ibid.

癌症中痊愈，或者称自己还活着，其实已经不在人世。然而，细究之下就会发现，斯坦尼斯劳·布尔津斯基的抗肿瘤疗法与他所宣称的并不完全一致。

1982 年 11 月，几位接受了抗肿瘤素治疗的加拿大居民希望得到保险公司的赔付。为此，加拿大研究人员马丁·布莱克斯坦和丹尼尔·伯格萨格尔来到了休斯敦。这是对布尔津斯基项目的首次独立审查。布莱克斯坦和伯格萨格尔要求布尔津斯基提供四项信息：1）证明病人患有癌症的活检报告；2）使用抗肿瘤素前的治疗记录；3）使用抗肿瘤素的治疗记录；4）X 光和 CT 扫描等放射学检查结果。布尔津斯基提供了他最成功的十四个病例的数据。

尽管布莱克斯坦和伯格萨格尔很明确地列出了他们想要的资料，但得到的结果却令人失望。病历记录很少且不完整。两名患者在使用抗肿瘤素前后进行了 CT 扫描，没有变化。另外两位患者在接受布尔津斯基的治疗之前，已进行过规范治疗并痊愈。布莱克斯坦和伯格萨格尔找不到任何客观证据来证明抗肿瘤素有效。“我们感到惊讶的是，布尔津斯基竟然会提供给我们如此可疑的病例，”他们写道，“我们的印象是，要么他对癌症知之甚少……要么他认为我们非常愚蠢，想要蒙蔽我们。”①

布莱克斯坦和伯格萨格尔还要求查看布尔津斯基 1977 年在医学杂志上报告过的另外四名病人的病历。结果再次令人失望。其中三位病人已死于癌症。第四位病人在进行了膀胱肿瘤切除术后痊愈。②

1985 年，加拿大对布尔津斯基进行了第二次独立审查。这一次，加拿大处方药管理局的调查人员审查了 36 位病人的记录。其中 32 人已死

① Blackstein and Bergasel and “hoodwinked”: Barrett, *Consumer Health*, 373.

② Blackstein, Bergasel, and additional patients: “Unconventional Cancer Treatments: Chapter 5: Pharmacologic and Biological Treatments,” http://www.quackwatch.org/01QuackeryRelatedTopics/OTA/ota05.html.

于癌症，抗肿瘤素在他们身上未发挥作用。其余的四名患者中，一人在肿瘤略有缓解后死亡；一人在病情稳定一年后死亡；两人在调查时仍然活着。两位仍在世的患者之中，一位患有转移性肺癌，另一位患有宫颈癌——均未治愈。①

1988 年，著名的脱口秀主持人莎莉·杰西·拉菲尔采访了四名接受过布尔津斯基治疗的病人，她称这些病人是“奇迹”。四年后，《内幕》栏目对他们进行了跟踪报道。这四人中有两人已死于癌症，第三人正在复发之中。第四个人的膀胱癌已经痊愈，而这种癌症本就预后极佳。②

1990 年，美国国会技术评估办公室审查了布尔津斯基发表的期刊文章，并得出结论：“尽管进行过大量的初步研究，但仍然缺乏有效的信息来判断这种疗法是否能让癌症患者受益。”③

随着患者证词越来越多，独立研究人员提出对抗肿瘤素进行测试。其中一位研究者是约瑟夫·雅各布斯，他是新成立的替代医学办公室（OAM）的主任，该办公室后来成为国家补充和替代医学中心。布尔津斯基拒绝了。“替代医学办公室愿意出资购买研究需要的资源，以设计一个合适的方案并建立一个数据监控委员会，”雅各布斯说，“他们有很多机会。而那些小丑——他的支持者们——却竭力破坏这些机会。”④

---

① 1985 review：“Unconventional Cancer Treatments：Chapter 5：Pharmacologic and Biological Treatments，” http：//www. quackwatch. org / 01QuackeryRelatedTopics / OTA / ota05. html.

② Sally Jesse Raphael and *Inside Edition*：Barrett，*Consumer Health*，373.

③ Office of Technology Assessment：American Cancer Society，“Anti-Neoplaston Therapy，” http：//www. cancer. org / Treatment / TreatmentsandSideEffects / ComplementaryandAlternativeMedicine/PharmacologicalandBiologicalTreatment/antineoplaston-therapy.

④ Jacobs regarding clowns：P. Goldberg，“The Antineoplaston Anomaly：How a Drug was Used for Decades in Thousands of Patients With No Safety，Efficacy Data，” *The Cancer Letter*，September 25，1998.

1991年，美国国家癌症研究所的两名研究人员访问了布尔津斯基研究所，在查看了七位患者的临床病历、病理切片和放射学研究结果后，得出结论他可能确实有点真东西。他们同意资助一项针对脑肿瘤患者的耗资甚巨的临床试验。这是布尔津斯基说服FDA批准他的药物的最佳机会。

在与布尔津斯基就哪些患者应被纳入研究范围的问题争论多年后，美国国家癌症研究所发表了他们的研究报告。参与合作的研究人员来自明尼苏达州罗切斯特的梅奥诊所、纽约市的斯隆-凯特琳癌症研究中心和马里兰州贝塞斯达的国家癌症研究所，这三家机构是全世界顶尖的癌症研究中心。这是第一次在关于抗肿瘤素的有意义的论文上没有斯坦尼斯劳·布尔津斯基的名字。结果令人失望。接受抗肿瘤素治疗的九位患者全部死亡，没有一个人对治疗有任何反应。与布尔津斯基所宣称的相反，抗肿瘤素是有毒性的。一些病人出现恶心、呕吐、头痛和肌肉疼痛的症状；另一些病人则发生过度嗜睡、神志混乱和癫痫发作。①布尔津斯基十分愤怒。他深信国家癌症研究所蓄意毁坏了他的成果，他说："他们破坏了试验。他们试图在极短的时间内进行治疗，比如几周或几个月。当然病人之后会濒临死亡。这完全是不道德的。太可怕了。"②

1992年，生物化学家索尔·格林在《美国医学会杂志》上发表的一篇论文中总结了有关抗肿瘤素AS2.1和A10的已知信息。他解释说，AS2.1是苯乙酸（PA），一种在正常代谢过程中产生的潜在有毒物质。

---

① National Cancer Institute trial of antineoplastons: J. Buckner, M. Malkin, E. Reed, et al., "Phase II Study of Antineoplastons A10 (NSC 648539) and AS2-1 (NSC 620261) in Patients with Recurrent Glioma," *Mayo Clinic Proceedings* 74 (1999): 137-145.

② Burzynski angry at NCI study: G. Phillips, "Interview with Dr. Burzynski," December 5, 2003, www.cancerinform.org/aburzinterview.html.

通常情况下，苯乙酸的毒性会被肝脏分解，变成苯乙酰谷氨酰胺（PAG），然后随尿液排出体外。A10 本质上就是苯乙酰谷氨酰胺。布尔津斯基曾声称，AS2.1 和 A10 是通过将其插入 DNA 并改变致癌基因而起作用的。然而，PA 和 PAG 体积太大，并不能插入 DNA。格林总结道："用被称为抗肿瘤素的物质治疗癌症，实际上涉及使用两种简单的市售有机化合物，即 PA 和 PAG。它们都不是肽，都没有显示出使肿瘤细胞'正常化'的能力，都没有显示出能够真正被［插入］DNA，也没有在实验性肿瘤测试系统中显示出对癌症有活性。"①

进一步的调查带来了更多失望。

1990 年代，三位独立评审员对接受过抗肿瘤素治疗的 963 位患者进行了评估。他们都是癌症专家，分别是：匹兹堡阿勒格尼大学癌症中心主任霍华德·奥泽，杜克大学儿科教授、儿科肿瘤学组脑肿瘤委员会主席亨利·弗里德曼，加利福尼亚州马林县社区肿瘤学家彼得·艾森伯格。他们一致认为，布尔津斯基的治疗方案设计不当，数据无法解读，抗肿瘤素的毒性可能危及生命。他们都认为他应该停止使用这些药物。最令人不安的是布尔津斯基对一名四岁男孩的治疗。男孩患有可医治的脑瘤，因为只使用抗肿瘤素一种药物，男孩的癌症恶化了。②

到 1995 年，FDA 忍无可忍，指控斯坦尼斯劳·布尔津斯基犯有 75 项刑事罪名，包括藐视法庭罪、邮件欺诈罪以及违反《食品、药品和化妆品法案》。得克萨斯州的共和党人国会议员乔·巴顿旋即向布尔津斯

① Saul Green reviews antineoplastons: S. Green, "Antineoplastons: An Unproved Cancer Therapy," *Journal of the American Medical Association* 267 (1992): 2924–2928.

② Review of Burzynski by cancer specialists: P. Goldberg, "The Antineoplaston Anomaly: How a Drug was Used for Decades in Thousands of Patients With No Safety, Efficacy Data," *The Cancer Letter*, September 25, 1998.

基伸出援手，举行了一次听证会，让其他人讲述事情的另一面。患者和家长们举着“对化疗说不”的标语牌，同时高呼：“FDA 走开，让我多活一天!”1997 年，政府的两次定罪尝试均告失败：一次审判以陪审团无法达成一致而告终，另一次则被判决为无罪。①

对许多癌症患者来说，斯坦尼斯劳·布尔津斯基已成为反文化英雄。但并非所有人都这么认为。“这是在嘲弄我们作为活动家所为之奋斗的一切，”全国乳腺癌联盟主席弗兰·维斯科说，“如果允许这种研究继续进行，将会威胁到我们的生命健康，威胁到对科学的持续支持。他是如何逃脱惩罚的?”全国癌症幸存者联盟执行董事埃伦·斯托沃尔也表示同意：“从这一刻起，我们不会让他有片刻安宁。他声称自己的疗法是无毒性的替代疗法，是在侮辱美国人民的智慧。我希望庇护布尔津斯基博士的国会议员向美国人民道歉。”②

1980 年代和 1990 年代，有三家公司对抗肿瘤素表现出了浓厚兴趣：意大利的西格玛托制药公司、日本中外制药株式会社和爱尔兰的伊兰制药公司。但它们后来都放弃了。西格玛托公司的医学总监写道：“1991 年 1 月 31 日，西格玛托通知布尔津斯基博士，公司不打算继续开发抗肿瘤素。我们已经在人类和（小鼠）肿瘤细胞系中对抗肿瘤素 A10 和 AS2.1 进行了研究……基于其结果，项目已终止。”③ 布尔津斯基将这些否定视为癌症医生之间的共谋，他们宁愿用谎言来挽救自己的行业颜

---

① Congressional hearing：*Burzynski*：*The Movie*, Merola Films, 2010.

② Cancer activists angry at Burzynski：P. Goldberg, “The Antineoplaston Anomaly：How a Drug was Used for Decades in Thousands of Patients With No Safety, Efficacy Data,” *The Cancer Letter*, September 25, 1998.

③ Sigma Tau Pharmaceuticals drops antineoplaston research：S. Green, “Antineoplastons：An Unproved Cancer Therapy,” *Journal of the American Medical Association* 267 (1992)：2924–2928.

面。“大多数肿瘤学家——我指的是那些有名望的肿瘤学家——都为制药公司工作，”布尔津斯基说，“他们参与临床试验；他们从制药公司获得各种激励。他们会想尽一切办法撒谎。我们有很多证据表明，有些医生是不诚实的，会说谎，会作弊。”①

事实上，证明新的癌症疗法有效并不难。保罗·戈德堡是《癌症快报》的编辑，该杂志位于华盛顿特区，主要报道癌症研究和药物开发的进展，他说：“药物审批是一个技术性强、耗时长、成本高的过程。尽管如此，自布尔津斯基博士开始进行实验以来的数十年间，已有数千种抗癌化合物被证明有效或被认定为无效。”曾独立审查过布尔津斯基数据的杜克大学肿瘤学家亨利·弗里德曼也同意：“尽管有成千上万的患者接受了抗肿瘤素的治疗，但没有一个人以令人信服的方式证明……这种疗法是有效的。你必须明白这有多么不可思议。因为通常情况下，只需三四十名患者参与就可以进行一项癌症研究。”②

有一种抗癌药物的故事尤其能说明问题。2002 年，科学杂志《自然》上发表的一篇文章表明，恶性黑色素瘤细胞含有一种名为 BRAF 的异常基因。研究人员推断，一种能阻断由这种基因产生的蛋白质的药物可能有效。研究引起了加利福尼亚州伯克利一家名为普莱克西康的小型生物技术公司的兴趣，这家公司并不比布尔津斯基研究所大多少。他们研制出一种名为 PLX4032 的药物，并在斯隆-凯特琳癌症研究中心的肿瘤学家保罗·查普曼的主持下，在 32 位晚期黑色素瘤患者身上进行了

① Burzynski claims conspiracy among oncologists: G. Phillips, "Interview with Dr. Burzynski," December 5, 2003, www. cancerinform. org/aburzinterview. html.

② Goldberg and Friedman regarding cancer drug testing: P. Goldberg, "The Antineoplaston Anomaly: How a Drug was Used for Decades in Thousands of Patients With No Safety, Efficacy Data," *The Cancer Letter*, September 25, 1998.

试验。所有患者的肿瘤都缩小了。当时的标准化疗药物达卡巴嗪只能在两个月内使15%的患者肿瘤增长减缓。而PLX4032则使80%的患者在八个月内肿瘤停止增长。受此鼓舞，公司研究人员进行了一项决定性试验。他们将680位患者随机分配成两组，接受达卡巴嗪或PLX4032治疗。结果很明显。接受PLX4032治疗的患者活得更久。2011年8月17日，FDA批准PLX4032用于恶性黑色素瘤的治疗。这一过程仅用了几年时间，涉及患者不到1 000人。①

斯坦尼斯劳·布尔津斯基几十年来在数千位患者身上使用了抗肿瘤素，但从未进行过将这种药物与标准疗法进行比较的确定性研究。费城儿童医院儿童肿瘤小组主席、宾夕法尼亚大学佩雷尔曼医学院儿科和药理学教授彼得·亚当森说："他明白这样的确定性研究毫无必要。这件事对于他只有风险却没有任何好处。他的生意本来一本万利，所以他绝对会一无所获，还会遭受损失。"②

在癌症替代疗法的世界里，斯坦尼斯劳·布尔津斯基是一个奇葩。他不仅聪明过人，是波兰同时拥有医学博士和哲学博士学位的人中最年轻的，而且还是一个很有爱心的人。《休斯敦邮报》的克雷格·马里索写道："病人的证词中几乎总是包含'对待病人如家人'这句话。他和他的员工在治疗中热情的态度往往与病人在主流医院的经历形成鲜明对比。"③ 因此，像托马斯·埃利亚斯这样的作家、埃里克·梅罗拉这样

---

① PLX4032: A. Harmon, "A Roller Coaster Chase for Cure," *New York Times*, February 21, 2010; A. Harmon, "New Drugs Stir Debate on Rules of Clinical Trials," *New York Times*, September 18, 2010; A. Harmon, "Drug to Fight Melanoma Prolonged Life in Trial," *New York Times*, January 19, 2011; R. Schwartz, "The *Emperor of All Maladies*—The Beginning of the Beginning," *New England Journal of Medicine* 365 (2011): 2353–2355.

② Adamson regarding Burzynski: Interview with Peter Adamson, September 19, 2011.

③ Bruzynski as caring man: C. Malisow, "Cancer Doctor Stanislaw Burzynski Sees Himself as a Crusading Researcher, Not a Quack," *Houston Post*, January 1, 2009.

的电影制作人、莎莉·杰西·拉菲尔和杰拉尔多·里维拉这样的名流、哈里·史密斯这样的记者都把布尔津斯基描绘成一个不被赏识的英雄。但是，关于斯坦尼斯劳·布尔津斯基的太多事情都不符合逻辑。他声称自己有治疗癌症的方法，但当替代医学办公室提出对这种方法进行试验时，他却拒绝了。当美国国家癌症研究所的研究人员给他一个机会进入主流时，他却说这些人莫名其妙。结果，四十年过去了，我们仍然没有任何证据证明抗肿瘤素有效。我们所知道的是，只有一个人发表过声称抗肿瘤素有效的研究报告，这个人就是斯坦尼斯劳·布尔津斯基。

有人还是会问，这又有什么害处呢？布尔津斯基很少接受有药可医的癌症患者。他治疗的都是像比莉·班布里奇这样预后很差的病人。彼得·亚当森承认："他治疗的不是白血病或威尔姆肿瘤患儿。"但亚当森认为，虚假的希望并不是一种恩典："当我与那些走投无路的癌症患者家属会面时，我们讨论的是如何尽可能保留更多选择。当一种实验性方案显示出某种希望时，我们会将其放到选择列表的最前面。但是，当一种实验方案——比如布尔津斯基的疗法——无效时，我们就会将其从列表中删除。并不需要很多名患儿就可以知道某种治疗方法不起作用。"① 费城儿童医院肿瘤科主任约翰·马里斯同意这一观点。马里斯说："如果你被诊断出患有脑干胶质瘤（如比莉·班布里奇），被治愈的几率非常低。但有一些疗法可以延长患者的生命，并提高生存质量。我们中的许多人在难治性癌症领域所做的努力，就是借鉴艾滋病的治疗模式——尝试将其看作一种慢性疾病，并希望科学能够迎头赶上，提供新的切实可行的疗法。我担心的是，那些可以从基于循证医学的实验疗法中获益的病人放弃治疗而前往休斯敦找布尔津斯基。作为一名科学家，我非常

① Adamson regarding false hope: Interview with Peter Adamson, September 19, 2011.

确信抗肿瘤素完全没有价值。我是作为一个耗费了大量时间寻求癌症新疗法的人说这番话的，因为我不想再眼睁睁地看着孩子这样死去。”①

2011年9月，比莉·班布里奇开始接受抗肿瘤素治疗。在不断加大剂量的前五个星期里，她的病情越来越严重。她食欲不振，开始呕吐。有一次她不得不住进得克萨斯儿童医院。面临严重的脱水、营养不良和体重下降，比莉不得不插上胃管。由于布尔津斯基诊所没有临床设施，也因为布尔津斯基没有得克萨斯儿童医院的收治权限，比莉的治疗脱离了他的掌控。

没有人比贝勒医学院副教授、得克萨斯儿童医院儿科重症监护室医疗主任珍宁·格拉夫更清楚斯坦尼斯劳·布尔津斯基的行事。格拉夫曾医治过好几位布尔津斯基生命垂危的病人。格拉夫问道：“为什么要这样?”她认为，布尔津斯基的承诺只会招致更坏的结果。“这只会让患者家属背井离乡，承受着巨大的压力。我不得不说，我们什么都做不了，现在你的孩子在重症监护室里，你想让你的孩子在一个陌生的地方死去，身边都是不认识的人，没有家人陪伴左右吗?这不是度过生命最后一程的正确方式。”

格拉夫偶尔也会面临这样的任务：如何把父母已经身无分文的重病儿童送回家，与家人和朋友团聚。格拉夫说：“我们承担了一些孩子回家的路费，因为他们从很远的地方来到这里，弹尽粮绝。所幸我们有一个实力强大的慈善委员会。我可以提出申请，证明这样做是对这个家庭的善举，我们就会伸出援手。”②

2011年10月，比莉回到英国，继续静脉注射抗肿瘤素，并继续忍

① Maris regarding false hope: Interview with John Maris, September 28, 2011.

② Jeanine Graf regarding Burzynski's therapies: Interview with Jeanine Graf, March 1, 2012.

受着药物的折磨。特莉说："这种药让她越来越疲惫，她吃不下多少东西。"到10月下旬，呕吐再次变得严重，她的治疗被迫停止，并因脱水住进了当地医院。

在英国，比莉·班布里奇持续受到全国的关注，儿童权益活动人士和网络博主对这一案例进行了评论。一位科学博主的总结最为精辟。在谈到班布里奇一家为支付斯坦尼斯劳·布尔津斯基的费用而筹集的20万英镑时，他写道："彼得·凯为这个家庭筹集资金是正确的。祝他好运。但是，如果这笔钱最终落入某个人手中，而这个人的所作所为与趁人之危毫无区别，那将是一个可怕的错误。这笔钱可以给这个家庭带来巨大的改变。它可以让母女俩得到妥善的照顾，不用担心还贷或工作问题。这笔钱可以让她们守在一起。钱不能创造奇迹。也不会让痛苦消失。但这样一份简单的礼物确实是对老于世故者和虚幻希望的一种反抗。"①

2012年6月1日，在确诊一年后，比莉·班布里奇被癌症夺走了生命。她的家人说："她非常勇敢，从不抱怨，也从不问为什么。"②

布尔津斯基最近的活动更加令人沮丧。他现在声称抗肿瘤素不仅能治疗癌症，还能治疗帕金森病、艾滋病和神经纤维瘤。然后，布尔津斯基的下一步举措，让他稳稳地跻身那些从第一次公众狂欢节开始就在兜售万灵药的江湖骗子之列。他推销了一系列名为氨基护理（Aminocare®）的药膏和胶囊，号称是"抗衰老的基因解决方案"。花120美元就能买到Aminocare® A10胶囊，它"有助于调节正常的细胞分裂"；花50美元就能

① Science blogger regarding false hope: Le Canard Noir, "The False Hope of the Burzynski Clinic," November 21, 2011, www.quackometer.net/blog/2011/12/burzynski-clinic-statement.html.

② Billie Bainbridge dies: "Billie Bainbridge Dies After Battle with Brain Stem Cancer," *BBC News*, June 5, 2012, http://www.bbc.co.uk/news/uk-england-Devon-18331017.

买到 Aminocare®护肤霜，它“通过刺激自然细胞分裂来延缓衰老迹象”；花 60 美元就能买到 Aminocare®强效健脑剂，它“有助于维持正常的大脑功能”。①

也许没有人比苏珊娜·萨默斯更能为斯坦尼斯劳·布尔津斯基的抗肿瘤素和其他癌症替代疗法提供大展身手的舞台了，她在自己的书中以及在 CNN、MSNBC 和福克斯等媒体上大肆宣传这些疗法。在《一击制胜：治疗癌症的医生访谈录以及如何提早预防癌症》一书中，萨默斯鼓吹抗肿瘤素、咖啡灌肠和神奇食谱。②这本书与悉达多·穆克吉的《众病之王：癌症传》形成鲜明对比。③两本书同期出版。两本书都讲述了癌症的故事。两本书都十分畅销。但只有一本，即穆克吉的书，获得了普利策奖。只有穆克吉的这本书从科学家的角度讲述了癌症的故事。

穆克吉毫不讳言地指出，从古至今，癌症治疗的故事也是连带损害的故事。手术在切除癌组织的同时也切除了正常组织。放疗和化疗在杀死癌细胞的同时也杀死了正常细胞。但穆克吉在书中也描述了癌症治疗的新趋势：特异性。

在过去几十年里，科学家们已经开始识别出致癌基因。他们开发了赫赛汀和格列卫等针对这些基因的药物，这是一项重大进展。由于这些药物对癌细胞具有特异性，因此其副作用远比标准化疗药更可耐受。例如，格列卫改变了一种成人慢性白血病的前景，这种疾病一度与死刑判决无异，现在，患者可以存活几十年。

在萨默斯的书中，没有一处能让读者了解到致癌基因及其产物，在

---

① Bruzynski's anti-aging medicines：www. aminocare. com.

② Somers' book：Somers，*Knockout*.

③ Mukherjee's book：S. Mukherjee，*The Emperor of All Maladies：A History of Cancer*，New York：Scribner，2010.

穆克吉的书中，也没有一处提到咖啡灌肠和神奇食谱。这两本书仿佛是在两个平行宇宙中写成的。在穆克吉的宇宙中，药物必须以科学为基础，经过全面测试，证明有效后才能获得 FDA 的许可。在萨默斯的世界里，人们编造治疗方法，用病人自述来做宣传，并在自己的网站上卖药。

也许最令人失望的是，电视制作人一直选择萨默斯而不是穆克吉来教育观众。悉达多·穆克吉是罗德奖学金获得者，哥伦比亚大学医学中心助理教授，毕业于斯坦福大学、牛津大学和哈佛医学院。他毕生致力于医治癌症患者和研究治疗癌症的方法。苏珊娜·萨默斯是热播电视剧《三人行》中的克丽丝，也是广受欢迎的“美腿大师”代言人。她一生中的大部分时间都在书中宣扬虚假的疗法，并在自己的网站上进行销售。对于制片人来说，选择萨默斯而不是穆克吉显然更省事。

第六部　治疗师的魅惑无法抗拒

第十章

21世纪的魔药：拉希德·布塔尔与个人崇拜

“我和史莱克吃了一些魔药，现在，我们——很性感。”

——《史莱克2》中的驴子

我的父亲是一个男士衬衫销售团队的负责人。每六个月，来自全国各地的推销员都会在巴尔的摩聚集，我父亲会向他们传授销售技巧。他传达的信息很明确。推销员不是在推销衬衫，而是在推销自己。

尽管我只是个小男孩，但父亲允许我去参加那些会议（我去是为了吃东西）。我仍然记得大多数推销员的名字。我真的很喜欢那些人。他们风趣幽默，和蔼可亲。尽管我知道他们的故事是夸张或捏造的，但这并不重要。我喜欢和他们待在一起。

我对可爱小骗子的另一个童年记忆来自1959年10月9日播出的一集《阴阳魔界》。这一集的题目是“为了天使”，有两位资深演员出演：艾德·怀恩，这位用脸搞怪的喜剧演员曾在《玩具王国的宝贝》中饰演玩具制造商，在《安妮·弗兰克日记》中饰演杜塞尔先生；另一位是默里·汉密尔顿，最著名的角色是1975年电影《大白鲨》中的阿米提市市长。

剧集开场时，怀恩站在一个放在木架上的手提箱后面。“女士们先生们，快来看，”他大声喊道，“7月清仓特卖！”《阴阳魔界》的主持人罗德·瑟林设定了场景：“人行道上名叫卢·布克曼的人。年龄：六十岁左右。职业：推销员。”

布克曼慢慢合上手提箱，收起木架，回到自己的门廊，立刻被几个孩子团团围住。“你今天卖什么，卢？玩具吗？”其中一个名叫麦琪的八岁孩子问道。喜欢小孩的布克曼送了每个孩子一个发条机器人。

当布克曼回到自己的公寓时，发现默里·汉密尔顿正坐在椅子上，翻阅着一个小便笺本。汉密尔顿就是死神。在确认了布克曼的年龄、出生地、工作经历和父母姓名后，他说：“你的大限之时是今日午夜。”“我的大限？”布克曼惊恐地问。为了打消对他来意的怀疑，死神触摸了一朵花，花枯萎了。

布克曼请求他放过自己。“可是我还有未完成的事情，”他说，“我只告诉你一个人，我还从来没有做成过真正的大买卖，大到天门洞开。你知道的，把死人说活。”死神同意了，允许布克曼最后做一次推销。但布克曼并没打算遵守诺言。当死神意识到布克曼骗了他时，他选择了一个替死鬼。

在布克曼公寓前的街道上，传来刺耳的刹车声，之后是尖叫声。麦琪倒在地上，不省人事。看到自己造成的后果，布克曼反悔了。“带走我吧！”他恳求道，“她只是个小女孩。她才八岁。”但为时已晚，死神告诉布克曼，他会在午夜时回来带走她。

午夜前十五分钟，死神来到麦琪家公寓的门廊。一直在等他的布克曼打开手提箱，拿出一条难看的棉质领带。“就拿这条可爱的领带来说吧，”他说，“你觉得它像什么？”“它看起来就像一条领带。”死神冷冷地说。“女士们，先生们，”布克曼说，“今天让大家大饱眼福，看看这个可能是继原子能之后最了不起的发明。这是一种仿真丝绸，面料之精妙，甚至让古代中国的丝绸制造商都觉得不可思议——对细节的雕琢让人叹为观止。薄如蝉翼，柔若无物。”死神被说动了，买下了这条领带。

接下来，布克曼举起了一个普通的线轴。他说：“这种神奇的线在商店里买不到。它是由受过远洋航行训练的东方飞鸟偷运而来的，每只鸟艳红脖颈挂着的小包里都装着一根细线。需要832次航程才能凑齐一个线轴的线。但今晚，在我特别推出的7月炎夏促销活动中，我为你们奉上的这款旷世奇线的价格不是一卷20美元，不是一卷10美元，也不是一卷5美元，而是你们做梦也想不到的25美分。”死神迫不及待地掏出钱包。他说：“我全部买下。”

布克曼继续道：“缝衣针、神奇的塑料鞋带、好用的静电消除器、防晒油、湿疹粉、剃须刀、脚气消。再来几双仿羊绒袜子?”死神汗如雨下，痴迷不已：“好吧。好吧。我全要了!”

午夜的钟声响起，死神来不及带走麦琪了。

死神：12点过1分，布克曼先生。你搞得我错过约会了!

布克曼：是的，这场推销很精彩，效果很好。是我最好的一次。好的。这是我一直想做的那种推销：大推销。大到天门洞开。

死神：让死神掏腰包。

布克曼：没错。让死神掏腰包。（布克曼拿起他的手提箱。）说不定那上面有谁可能需要买东西呢。你知道吗?（布克曼指着天堂问。）

死神：那上面，布克曼先生。真有你的。

瑟林的画外音：“路易斯·J. 布克曼。年龄：六十岁左右。职业：推销员。曾是夏天的固定节目。曾是炎热7月中的一个小角色。但他一生都深受孩子们的喜爱。因此，是一个最重要的人物。你说这不可能吗? 可能在大多数地方都不会发生。但它确实发生了，就在《阴阳魔界》里。”①

---

① “One for the Ages”: Twilight Zone episode 2, “One for the Ages,” Los Angeles: Cayuga Productions, October 9, 1959.

在路易斯·布克曼推销到酣畅淋漓之时——他知道要想让麦琪活下来，就必须分散死神的注意力——他说话的声音急促、高亢、带着鼻音：像鸭子的叫声。17 世纪，荷兰人对此有一个称呼：江湖骗子（quackslaver），意思是一边像鸭子一样呱呱叫，一边推销药膏的人。[①] 后来，quacksalver 被缩写为 quack，意思是任何提供虚假治疗方法的人。对一些人来说，这个词也暗示了江湖骗子在追求赚钱时存心欺诈。但事实并非总是如此。

在很多意义上，布克曼都是一个典型的江湖骗子。他是一个激情洋溢的推销员，喜爱孩子，希望能保护他们。他有说服力，很大程度上是因为他自己也深信不疑。当布克曼声称需要 832 只东方飞鸟来制作一卷线时，他相信——至少在那一刻相信他所说的，尽管这纯粹是他的臆想。早在外用类固醇和抗真菌药膏等治疗方法广泛出现之前市面上就有他卖的那些湿疹膏和脚气膏。布克曼的虚假承诺并不罕见。19 世纪，江湖郎中们在胰岛素被发现之前就提供了迪尔糖尿病疗法；在抗癫痫药物问世之前就提供了皮布尔癫痫疗法；在白喉抗血清问世之前就有了舒普白喉疗法；在消炎药问世之前就有了德钦风湿疗法；在支气管扩张剂问世之前就有了阿兹-马-赛德；在抗生素问世之前就有了拉达姆微生物杀灭剂；在化疗问世之前就有了癌症宁。

江湖郎中们提供的药水能让人更聪明（哈珀的健脑食品）、更年轻（青春腮红）、更不焦虑（克莱恩医生的神经恢复剂）、更成功（温德尔的雄心药丸）、雀斑更少（贝里的雀斑软膏）、更有雄风（Las-I-Go 的超强男子气概）、生育能力更强（贝克特的治疗不育症的主权恢复滴剂）。专利药品的名字美妙而多彩，让人忍不住想买；这些药品包括超赞生命

① Origins of *quack*: Barrett and London, *Consumer Health*, 36.

精华、斯奎尔的大灵丹、哈姆林的巫师油和基卡普部落印第安萨瓦①（在动画片《小阿布纳》中被讽刺为基卡普部落快乐水②）。不仅公众相信这些说法，名人也相信。像无线电音乐垫这样的设备让艾尔·乔尔森成为更好的歌手，“有机”铁让杰克·登普西成为更好的拳击手，让泰·科布成为更好的击球手。③至少他们自己是这么说的。

我们怀念这些卖药的和他们有趣的药物。那个异想天开的旧时代已被科学的不懈进步所取代。但我们没有必要依依不舍——江湖郎中和他们的神奇灵药并没有消失无踪。在北卡罗来纳州夏洛特市郊的一个小镇上，就还有这么一个。事实上，人们从世界各地前来找他，并购买他发明的两种神奇药水。

拉希德·布塔尔毕业于圣路易斯华盛顿大学，主修生物学和神学，之后进入艾奥瓦州得梅因市的骨科医学和外科学院，主修急诊医学。他人气很旺，吸引了 36 个州和 42 个国家的患者慕名而来。

布塔尔还写了一本书《让医生远离你的九个步骤》，并制作了一系列教学视频，如《重金属中毒：隐藏的杀手》《孤独症：误诊未来一代》和《癌症：不为人知的真相》。无论是作为作家还是演说家，布塔尔都能充满激情、清晰明了、令人信服地传递信息。《华尔街日报》《美国新闻与世界报道》和《纽约时报》都引用过他的观点，美国广播公司的《20/20》、公共广播公司的《前线》和哥伦比亚广播公司的《世界新闻》也都报道过他。2004 年 5 月，布塔尔在调查孤独症新疗法的国会委员会面前做证。④

---

① Patent medicines：Anonymous，*Nostrums and Quackery*；Cramp，*Nostrums and Quackery*.

② Kickapoo Joy Juice：McNamara，*Step Right Up*，xiv.

③ Celebrity supporters：McCoy，*Quack*，95，201.

④ Buttar's background：Buttar，*9 Steps*，329–331.

布塔尔传达的信息很简单：汞和铅等环境毒素会导致慢性疾病，应该用螯合药物来治疗。（螯合，源于希腊语 chela，意为爪子，螯合药物可与重金属结合并将其排出体外。）拉希德·布塔尔知道人们害怕什么。从蕾切尔·卡森 1962 年出版的《寂静的春天》——警告人们 DDT 的危害——到今天人们对环境毒素的担忧，我们很容易会被"我们在毒害自己"这一概念所吸引。保持身体纯净的必要性已有数百年的历史，各大宗教的经文中都有反映。在《让医生远离你的九个步骤》中，布塔尔写道："一种形式如果是上帝创造的，那就是好的。如果不是，就不要碰它。上帝赐予=美好。人造=疯狂。"① 为了排出看不见的毒素，每年有数十万美国人接受螯合药物治疗，通常是通过静脉注射的方式。

虽然这种说法很流行，但人造毒素导致慢性疾病的担忧在很大程度上是没有根据的。科学研究并未支持某些环境污染物如二噁英、氡、双酚 A、六价铬（《艾琳·布洛克维奇》中的反派角色）、三氯乙烯（《公民诉讼》书籍和电影的基础），甚至 DDT 会引发所声称的疾病的担忧。②虽然螯合疗法很有价值，但它并不是万能药③——只有接触过大量重金属（如老房子中的含铅油漆或受污染鱼类中的甲基汞）的人才需要。

拉希德·布塔尔却不这么认为。每当癌症病人来找他时，他就会为他们进行螯合治疗。如果患者患有关节炎、孤独症、糖尿病、心脏病、帕金森病、卢伽雷氏病或荷尔蒙紊乱，也是如此。在 2008 年 4 月的许可证听证会上，来自夏洛特的麻醉师阿特·麦卡洛克医生问布塔尔的执业

---

① Buttar regarding man-made harms：Buttar，*9 Steps*，81.

② Risks of environmental toxins are overstated：Kabat，*Hyping Health Risks*.

③ Chelation studies fail to show effect：E. Ernst，"Chelation Therapy for Peripheral Arterial Occlusive Disease：A Systematic Review，" *Circulation* 96（1997）：1031–1033.

护士简·加西亚，是否觉得他们的每一位患者都重金属中毒有些奇怪：

麦卡洛克：每一个来到你们诊所的病人都百分之百患有同一种特定疾病，你不觉得这很不寻常吗?

加西亚：看看我们对环境的所作所为；我们对有毒废物的处理；我们对污染物的处理。这些污染物去了哪里？它进入了我们的水源。进入我们吃的食物中。我们做了什么？我们摄入了它们。

麦卡洛克：所以，对你来说并不奇怪?

加西亚：不奇怪。①

拉希德·布塔尔在职业生涯之初并没有治疗过多少儿童。后来发生了一些事情。“1999 年 1 月，我的儿子阿比出生了，”布塔尔说，强忍着眼泪，“他在十个月大时开始说话。他有 10 到 12 个单词的词汇量。”② 但在十四个月大时，阿比的语言能力出现了倒退，再也无法说话。他忘掉的第一个词就是他学会的第一个词：“阿布”，阿拉伯语中的“父亲”。

布塔尔很快意识到，他的儿子患有孤独症，而上帝要求他为此采取行动。布塔尔回忆说：“在（阿比）出生前十个月和妻子受孕前一个月，我决定不再接诊孤独症患者和发育迟缓患者。回头去看，很明显上帝对我有特定的安排，但我却正偏离正确的道路。我的名字在阿拉伯语中的意思是‘走在正确人生道路上的人’。现在我意识到，这次经历只不过是上帝在加码，向我传递一个明确的信息：‘你要去做你注定要做的事，

① Garcia testimony: In the matter of Rashid Buttar, D. O. before the North Carolina Medical Board, Transcript of Hearing, April 24, 2008.

② Buttar on son's birth: Rashid A. Buttar, D. O., Know Your Options: The Medical Series, Autism: The Misdiagnosis of Our Future Generations, A Global Medical Education Consortium Production, 1996—2006.

做你来到这个世上要做的事！’”[1]

布塔尔看到了自己的宿命。他要找到治疗孤独症的方法。“后来，我花了数千小时——多半时间在深夜，有时通宵达旦——探索、学习、哭泣，祈祷我的儿子能回来，”布塔尔写道，“我恳求、乞求、威胁上帝。我与造物主讨价还价，愿意用我的手脚换取儿子的康复。在这一场劫难中，阿比总是用他那双牛奶巧克力色的温柔眼睛看着我，好像在说：‘别担心，爸爸。我知道你会想出办法的。’”[2]

几年内，布塔尔开发出了一种新式的螯合疗法，这种疗法不需要注射或口服，而FDA批准的所有治疗真正重金属中毒的药物都需要注射或口服。布塔尔的螯合剂被称为TD-DMPS（透皮二巯丙磺酸），只需涂在皮肤上即可。布塔尔说，效果非常显著。“在我开始为他解毒治疗五个月后，”布塔尔说，“阿比从不会说话到掌握了500多个单词。［如今］他在学校里各科成绩都遥遥领先，数学和英语水平比同龄人高出两到三个年级，并且在他参与的每项体育运动中都表现出众。”[3]

到2006年4月，布塔尔已经用他神奇的抗孤独症药膏治疗了250多名孤独症儿童。为了确定他的药物是否有效，他对儿童的尿液进行了检测，发现了大量的汞和铅。随着毒素的排出，孤独症儿童得以康复，有些儿童的康复效果尤为显著。对许多家长来说，拉希德·布塔尔是英雄，他的药物是一个奇迹。可惜，拉希德·布塔尔、他的疗法和他的诊断测试并不像宣传的那样。他的穿帮之处在一个家喻户晓并在YouTube上疯传的故事中暴露无遗。故事是关于一个有着严重问题的NFL（美国国家橄榄球联盟）啦啦队员的。

---

① Buttar regarding mission from God: Buttar, *9 Steps*, 264.

② Buttar on struggle with God: Ibid., 264–265.

③ Buttar on son's recovery: Ibid.

2009 年 8 月 23 日，二十五岁的华盛顿红人队啦啦队形象大使戴思芮·詹宁斯打了一针流感疫苗。两周后，一系列奇怪的症状在她身上出现。她走起路来手脚乱摆，说话也不连贯，像机器人一样。虽然戴思芮不能正常行走，但她可以跑步，还参加了 8 公里长跑比赛。她可以侧着走和倒着走。只是不能向前走。戴思芮声称，如果她听到突如其来的声音，如电话铃声、嘻哈或电子音乐，她的症状就会加重。①但是，如果听到英国另类摇滚乐队酷玩乐队的音乐，她的症状会好转。②她讲话时还带上了英国口音，而她是在俄亥俄出生和长大的。③

戴思芮先后被送往弗吉尼亚州利斯堡和费尔法克斯的医院，最后到了巴尔的摩的约翰斯·霍普金斯医院。在那里，她接受了内科医生、理疗师、语言治疗师、神经科医生、神经心理学家和精神科医生的检查，他们对她进行了一系列令人眼花缭乱的血液检测、扫描和代谢筛查。尽管进行了各种测试，但没有人能指出她到底有什么问题。④最后，一位理疗师随口给戴思芮提供了一个她可以接受的疾病名称：肌张力障碍，一种运动障碍。⑤

2009 年 10 月 13 日，华盛顿特区的福克斯电视网 WTTG-5 频道报道了此事。三天后，《内幕》也加入了报道行列，开头是："她是一位美丽的啦啦队长，她悲惨的经历让整个国家震惊不已！"⑥《内幕》的视频

---

① Jennings' symptoms: J. Avila, D. Cohen, "Medical Mystery or Hoax: Did Cheerleader Fake a Muscle Disorder," *ABC News*, July 23, 2010; "Desiree Jennings," RationalWiki, http: //rationalwiki. org/wiki/Desiree_ Jennings.

② Jennings and *Coldplay*: Ibid.

③ Jennings and British accent: "Flu Shot Woman," http: //www. insideedition. com/story print/3955/flu-shot-woman. aspx.

④ Jennings' diagnostic tests: http: //www. loudontimes. com/news/2009/oct/12/ column-flu-shot-system.

⑤ Jennings and dystonia: Ibid.

⑥ *Inside Edition* story: "Woman Says Flu Shot Triggered Rare Neurological Disorder," http: //www. insideedition. com/storyprint. aspx? SpecialReportID=3525.

被传到了 YouTube 上——很快，成千上万的人都知道了流感疫苗会引发一种可怕的致残性疾病。

反疫苗活动人士蜂拥而至，向戴思芮伸出援手。珍妮·麦卡锡和当时的男友金·凯瑞与“拯救下一代”——一个致力于宣传疫苗中的含汞防腐剂会导致孤独症的组织——合作，将戴思芮介绍给了北卡罗来纳州一位很受欢迎的医生，他们知道这位医生能治好她的病。①他的诊断结果可想而知：流感疫苗引起的“汞中毒”。布塔尔开始对她进行静脉螯合疗法。“我们把毒素从她体内排了出去”，布塔尔宣称，他自信地预言戴思芮将完全康复。②几个小时之后，戴思芮感觉好多了。太神奇了。奇迹引得美国广播公司《20/20》栏目的摄制组专程来到北卡罗来纳州，记录下发生的一切。不幸的是，在拍摄过程中，戴思芮的病情恶化了。她已无法行走，只能坐在轮椅上离开布塔尔的诊所。③

戴思芮的故事慢慢开始分崩离析。首先，约翰斯·霍普金斯大学的神经科医生将戴思芮的问题诊断为心理问题。④后来，其他医生也参与了诊断。耶鲁大学的神经学家史蒂文·诺维拉博士写道：“詹宁斯的动作（和）不断变化的语言模式不符合任何已知的神经损伤模式。相反，它们都是心因性症状的特征。最能说明问题的可能是她含糊不清的英国口音。从神经学的角度，语言功能的异常只有那么几种形式——没有一

---

① Jenny McCarthy directs Jennings to Buttar: “Desiree Jennings Update: Road to Recovery,” http: //planetthrive. com/2009/11/desiree-jennings-update-road-to-recovery.

② Buttar diagnoses Jennings with mercury toxicity: C. Coffey, MyFoxDC. com, November 19, 2009.

③ Jennings on *20/20*: J. Avila, D. Cohen, “Medical Mystery or Hoax: Did Cheerleader Fake a Muscle Disorder,” *ABC News*, July 23, 2010.

④ Hopkins neurologist diagnoses psychogenic disorder: “Desiree Jennings: The Plot Thickens,” http: //theness. com/neurologicablog/? p=1558; “Has Desiree Jennings VAERS Report Been Found? ” http: //scienceblogs. com/2009/11/has_desiree_jennings_vaers_report_been_f. php.

种会让你听起来像英国人。"① 马里兰大学医学院的神经学家如今用詹宁斯在 YouTube 上的视频来展示心因性运动障碍的表现。②

当《内幕》栏目的制片人意识到他们被骗了之后，他们做了一个后续报道。2010 年 2 月 5 日，他们在一家购物中心外找到了戴思芮。记者说："当詹宁斯第一次走出商店，走进购物中心停车场时，她的步态似乎很正常。但当她准备上车离开时（看到了我们的摄像机），她开始侧着身子走路。"③

拉希德·布塔尔打着帮助戴思芮·詹宁斯的旗号，却无视她问题的真正原因。戴思芮需要的是心理支持，而不是螯合剂。诺维拉写道："我仍然同情戴思芮·詹宁斯。她是一个不幸的女人，被媒体、居心叵测的医生和反疫苗运动所利用。她需要的是以科学为基础、知道如何处理此类病例的医生的精心治疗。"④ 后来，戴思芮说："哪怕我不得不去中国，做实验性手术，我也会想办法回归正常。这可能需要一段时间，但我会找回失去一切。我会找到办法。"⑤

布塔尔相信他的螯合药物对戴思芮·詹宁斯这样的人有效，因为他在治疗后从尿液中检测到了重金属。然而，布塔尔的检测和结论有几个误导之处。

第一，由于汞和铅等金属存在于地壳中，因此每个人的血液中都含

---

① Novella regarding Jennings: "Desiree Jennings on *20/20*," http://theness.com/neurologicablog/?p=2150.

② University of Maryland uses Jennings' tape to train residents: "Desiree Jennings," RationalWiki, http://rationalwiki.org/wiki/Desiree_Jennings.

③ *Inside Edition* follow up story: "Flu Shot Woman," http://www.insideedition.com/storyprint/3955/flu-shot-woman.aspx.

④ Novella regarding Jennings: http://www.theness.com/neurologicablog/?p=1195.

⑤ Jennings and China: J. Avila, D. Cohen, "Medical Mystery or Hoax: Did Cheerleader Fake a Muscle Disorder," *ABC News*, July 23, 2010.

有少许。这些微量元素并不会对人体造成伤害。

第二，由于每个人的血液中都含有少量重金属，因此几乎每个人在服用螯合剂后都会在尿液中排出重金属。

第三，螯合后尿液中重金属含量并没有一个参考范围。因此，当布塔尔声称患者体内的重金属种类和含量过多时，并没有什么依据。①事实上，与布塔尔合作的测试公司的细则中写着："参考范围适用于在无异常或无刺激条件下的健康人群。"② 当布塔尔向国会小组委员会描述他神奇的螯合疗法时，每次他展示孤独症儿童尿液中的汞含量，议员们都会赞许地点头。事实上，当研究人员比较孤独症儿童和非孤独症儿童的汞排出量时，发现孤独症儿童和正常儿童体内的汞含量是相同的。③

第四，布塔尔的螯合疗法不仅不起作用，而且没有任何意义。当细胞受到汞等重金属的损害时，就会永久受损。当医生用螯合疗法治疗汞中毒的病人时，这样做的原因只有一个：结合游离汞，在它造成更大伤害之前将其排出体外。这就意味着，当拉希德·布塔尔用静脉螯合疗法治疗戴思芮·詹宁斯时，声称症状几乎立即逆转，这不可能是螯合治疗的结果。在戴思芮的飞速康复首次被报道后，史蒂文·诺维拉写道："脑损伤不会在去除病因后立即逆转。詹宁斯和布塔尔博士声称，詹宁斯坐在椅子上接受螯合疗法时就开始好转，不到三十六小时，她的症状

---

① Problems with provoked metals excretion testing: S. Barrett, "How the 'Urine Toxic Metals' Test Is Used To Defraud Patients," http://www.quackwatch.org/01QuackeryRelatedTopics/Tests/urine_toxic.html.

② Buttar testifies at congressional hearing: Rashid A. Buttar, Testimony before the Subcommittee on Human Rights & Wellness Government Reform Committee, "Autism Spectrum Disorders: An Update of Federal Government Initiatives and Revolutionary New Treatments of Neurodevelopmental Diseases," May 6, 2004.

③ Heavy metals test on autistic and normal children: S. E. Soden, et al., "24-Hour Provoked Urine Excretion Test for Heavy Metals in Children With Autism and Typically Developing Children: A Pilot Study," *Clinical Toxicology* 45 (2007): 476-481.

就完全消失了。首先，请允许我表示，我非常高兴詹宁斯女士的症状得到了缓解。希望她能恢复如初。但对我来说，这种不可思议的快速恢复更加证实了她的症状一开始就是心因性的。”①

当拉希德·布塔尔被问及是否检验过他的抗孤独症药膏以证明其有效时，他回答说：“没有，我们没有这样做。我为什么要浪费时间去证明我已经知道有效的东西呢？”②

拉希德·布塔尔选择不对他的孤独症神药进行检验，这继承了几个世纪以来江湖郎中的优良传统。他们的说法总是千篇一律。它有效是因为我知道它有效。它有效是因为我的病人说它有效。布塔尔说：“这个小瓶子里是唯一被证实能让这些孩子好起来的东西。”③ 不妨想想看，你刚刚发明了一种你认为是可以治愈孤独症的药物，而每 88 个美国儿童中就有 1 个患有这种疾病。难道你不会第一时间去证明它有效吗？证明它应该摆在孤独症患儿家的药物柜中？当爱德华·詹纳认为注射牛痘可以预防天花时，他迫不及待地进行了试验。1796 年，詹纳证明了他的疫苗有效；很快，这种疫苗就在全世界范围内得到了应用。1921 年，当弗雷德里克·班廷和查尔斯·贝斯特分离出胰岛素，他们急忙跑到孩子们的床边，验证它的有效性。现在，胰岛素已成为糖尿病患者的标准疗法，使患者得以延长寿命。1940 年代初，当霍华德·弗洛里和欧内斯特·查恩将青霉素分离、提纯并量产后，他们立即在波士顿一家夜总会火灾的伤者身上进行了试验。那么，为什么拉希德·布塔尔对试验一种他知道是治疗孤独症唯一有效方法的药物犹豫不决呢？可能是因为，一

① Novella regarding Jennings：http：//www. theness. com/neurologicablog/？ p=1195.

② Buttar regarding testing of TD-DMPS：J. Laidler，http：//mainstreamparenting wordpress. com/2009/05/21/the-allure-of-biomedical-treatments-for-autism.

③ Buttar regarding the value of TD-DMPS：Ibid.

旦进行了研究，他就不得不承认自己的说法是一派胡言。

戴思芮·詹宁斯最终离开了拉希德·布塔尔的诊所，被他的天价账单吓得不轻。她本不该如此惊讶。只要看看布塔尔的孤独症治疗方法，就能知道他是如何赚钱的。在最初的十二个月里，孩子们必须每隔一天使用一次他的螯合霜，每小瓶的价格是 150 美元。布塔尔确保家长只使用他的产品，不使用任何替代品。他写道："许多药房已经在尝试仿制 TD-DMPS，制造自己的 DMPS 外用擦剂。这些劣质的仿品利用我们的研究成果，在市场上销售，冒充 TD-DMPS。购买者风险自负。"①

虽然布塔尔的抗孤独症药膏销售火爆，但与布塔尔最畅销的药物——他发明的另一种药剂透皮滋养素（TransD）相比，还是相形见绌。和他的孤独症治疗方法一样，透皮滋养素也号称疗效非凡。也和他的抗孤独症药膏一样，这些宣传从未经过验证，这也是 FDA 未给予它许可的部分原因。布塔尔写道："在使用滋养素的最初几天到两周之后，大多数患者需要的睡眠时间会减少，并且睡眠质量会提高……使用越久，你还会体验到其他各种变化……包括皱纹减少、皮肤增厚、肌肉力量和耐力增强、恢复速度加快、性欲增强、毛发再生、情绪更加稳定、精力更加充沛、身材变好以及慢性疼痛减少。在许多情况下，陈年旧病、疼痛和损伤开始消失！不是我自卖自夸，但如果你想增加寿命、改善机能和身强体健，那么你就需要亲身体验一下滋养素。"② 也就是说，根据布塔尔的说法，滋养素可以让你状态更佳、更长寿、睡得更香、性生活更棒——这种推销方式让人想起 19 世纪哈姆林的精灵油、斯奎尔

---

① Buttar warns against using other transdermal chelation therapies: Rashid A. Buttar, "Buttar Autism Treatment Protocol: Advanced Concepts in Medicine/Center for Advanced Medicine™," last revised July 28, 2004.

② Buttar regarding TransD: Buttar, *9 Steps*, 254.

的大灵药、基卡普部落印第安萨瓦以及其他灵丹妙药。[1]自 1998 年以来，滋养素已售出 2 200 多万剂。[2]就像他的抗孤独症药膏一样，滋养素的大卖让拉希德·布塔尔成了一个非常富有的人。

讽刺的是，当布塔尔在销售未经许可、效果未经证实的医疗产品赚得盆满钵满之时，他却对大型制药公司大加挞伐。他写道："大多数制药公司只打算资助他们可以进行垄断的研究"，"他们可以赚取海量利润"[3]。《纽约客》杂志的撰稿人迈克尔·斯佩克特对这一自相矛盾说法进行了评论。他说："我们憎恨制药巨头。但我们却投入了安慰剂巨头的怀抱。"[4]

拉希德·布塔尔要求他办公室的员工宣誓："我发誓要尽自己的绵薄之力，为世界期待的变革做出贡献。"他要求自己的孩子们也立下同样的誓言。[5]布塔尔相信，他可以用螯合剂让世界变得更加健康。这不仅是一种理念，更是一种使命——这个使命近乎于邪教。这种邪教的核心观念是医生是邪恶的，主流医学不可信。"医生通常希望病人言听计从，"他写道，"这就是你的第一个教训。如果医生不喜欢你询问更多信息，或者因为你没有盲目相信他的结论而变得紧张不安，你需要给自己找个新医生。要跑着逃离，晚了就来不及了。请记住，医生持有在生死问题上犯错的许可，只要他们使用的是'规范诊疗'范围认可的方法。"[6]

而布塔尔却认为自己应该得到绝对的信任："我希望来找我的人能

---

① Older cure-alls：Anonymous，*Nostrums*，436–453.

② Sales of TransD：Buttar，*9 Steps*，238.

③ Buttar regarding pharmaceutical companies：Rashid A. Buttar，D. O.，Know Your Options：The Medical Series，Sudden Cardiac Death：No. 1 Symptom of Heart Disease，A Global Medical Education Consortium Production，1997—2006.

④ Specter on Big Placebo：http：//www. youtube. com/watch？ v=7OMLSs8t1ng.

⑤ Buttar's oath：Buttar，*9 Steps*，xvii.

⑥ Buttar warns against medical doctors：Ibid，10.

说：‘我知道真相是什么。其他一切都不重要。’我希望你昨天就开始信任我。这才是我理想中的病人。但如果有人来找我，说我不知道这是什么，有什么副作用。那就请自便吧。来我这里的人应该是笃信不疑的。”布塔尔要求人们严格遵守他的理念：“不需要自行思考。我告诉他们，我就是将军。如果你们想赢得比赛，那么我就必须掌舵。我让你们做什么，你们就得做什么。如果我让你们倒立四个小时，念一段咒语，你们也要照做。”①

为了巩固信仰，布塔尔向其追随者灌输阴谋论。医学邪教徒的常用话术就是“这是医生不会告诉你的”。这句话的意思是，医生把好的疗法留给自己和朋友，而不告诉病人。布塔尔声称，只有十分之一患癌症的医生真正接受了建议的放疗或化疗；这可能是因为医生知道最好不要做他们自己建议别人做的事。②而这一切的背后是更宏大、更邪恶的阴谋。“10月初，我参加了疾病控制中心的一次会议，”布塔尔说，“在紧闭的门后，我见了一位非常资深的官员，他是一位科学家……我问他疾控中心现在最关心的问题是什么。他看着我，直截了当地说：‘拉希德，我们会在公开场合否认这一点，你明白的，没有人会承认这一点。但我们最关心的是汞。’”③

布塔尔的意思很明确。相信我。相信我，因为别人想要伤害你。相信我，因为我和你们一样，也受到过恶劣的对待。绝对且毫不动摇地相信我。相信我，因为真相会让你们获得自由。从吉姆·琼斯到大卫·科

① Buttar insists on unquestioning compliance: Rashid A. Buttar, D. O., Know Your Options: The Medical Series, Cancer: The Untold Truth, A Global Medical Education Consortium Production, 1996—2006.

② Buttar claims doctors don't follow their own advice: Ibid.

③ Buttar and CDC conspiracy: Rashid A. Buttar, D. O., Know Your Options: The Medical Series, Heavy Metal Toxicity: The Hidden Killer, A Global Medical Education Consortium Production, 1997—2006.

雷什，布塔尔与邪教领袖们如出一辙：以贬低他人、毫无根据、不合逻辑的观念来组建信众，最终，没有给任何人带来好处。

有人可能会问，这有什么害处呢？如果家长们愿意相信布塔尔未经证实的实验和神奇的药水，如果他们愿意相信他的邪教，如果他们愿意相信政府图谋让他们用不到重要疗法，比如布塔尔的抗孤独症药膏和滋养素，如果他们愿意为此花掉他们辛辛苦苦赚来的大部分积蓄，那是他们自己的决定。

问题是，布塔尔的建议可能相当危险。

布塔尔的核心观点是，“医疗机构”提供的疗法是不自然的和危险的，他自己的疗法是自然的、无害的。然而，螯合疗法并非无害。真正重金属中毒的儿童是在医院里接受螯合疗法的，其间需要对他们的心律和血液化学成分持续监控。之所以需要在医院进行监测，是因为螯合药物不仅能与汞和铅结合，还能与体内的钙等其他元素结合，而钙是心脏电导所必需的。2006 年 3 月 3 日，美国疾病预防控制中心公布了几位死于螯合疗法的儿童和成人的事例。在报告的最后，疾控中心的科学家们明确表达了他们对未经批准使用螯合疗法的看法：“某些医疗从业人员认为汞或其他重金属会导致孤独症症状，因而使用螯合疗法进行治疗。螯合疗法的标签外用途并没有得到公认的科学证据的支持。”①

拉希德·布塔尔对主流医学的否定还有另一个危险之处。与珍妮·麦卡锡一样，这与他相信自己的儿子患有孤独症有关。“我并不知道，”布塔尔写道，“我的前妻按常规给阿比接种了疫苗，因为她听信了儿科医生和分娩时医院医生向她灌输的恐吓性宣传。”② 布塔尔认为他的儿子是被疫

① CDC warns of chelation therapy: "Deaths Associated with Hypocalcemia From Chelation Therapy—Texas, Pennsylvania, and Oregon, 2003—2005," *Morbidity and Mortality Weekly Report* 55 (2006): 204-207.

② Buttar regarding how his son became autistic: Buttar, *9 Steps*, 263.

苗中的含汞防腐剂硫柳汞毒害的，他说：“硫柳汞是人类有史以来为了金钱犯下的最大暴行。”① 因此，布塔尔拒绝为他的第三个孩子接种疫苗（尽管当时所有给婴儿接种的疫苗中都已去除硫柳汞），并且开始像珍妮·麦卡锡一样，致力于阻止他人给孩子接种疫苗。“没有人可以给我的孩子接种任何疫苗，”布塔尔说，“我愿意接受小儿麻痹症、脊髓灰质炎或乙型肝炎的风险。难道我会担心他在十岁前成为医生或卖淫者吗？”②

就像他对重金属是所有疾病起因的观点一样，布塔尔反对疫苗的理由也是毫无根据的。首先，研究清楚地表明，疫苗中的硫柳汞不仅不会导致孤独症，甚至不会引起轻微的汞中毒症状。③其次，布塔尔表示他愿意冒感染天花的风险。这没问题。自 1972 年以来，儿童已不再接种

---

① Buttar regarding thimerosal: Rashid A. Buttar, D. O., Know Your Options: The Medical Series, Heavy Metal Toxicity: The Hidden Killer, A Global Medical Education Consortium Production, 1997—2006.

② Buttar regarding not vaccinating his child: Ibid.

③ Studies showing thimerosal in vaccines didn't cause autism or mercury toxicity: Institute of Medicine, *Immunization Safety Review: Thimerosal-Containing Vaccines and Neurodevelopmental Disorders*. Washington, D. C.: National Academies Press, 2001; K. M. Madsen, M. B. Lauritsen, C. B. Pedersen, et al., "Thimerosal and the Occurrence of Autism: Negative Ecological Evidence from Danish Population-Based Data," *Pediatrics* 112 (2003): 604-606; A. Hviid, M. Stellfeld, J. Wohlfahrt, M. Melbye, "Association between Thimerosal-Containing Vaccine and Autism," *Journal of the American Medical Association* 290 (2003): 1763-1766; J. Heron, J. Golding, "Thimerosal Exposure in Infants and Developmental Disorders: A Prospective Cohort Study in the United Kingdom Does Not Support a Causal Association," *Pediatrics* 114 (2004): 577-583; N. Andrews, E. Miller, A. Grant, et al., "Thimerosal Exposure in Infants and Developmental Disorders: A Retrospective Cohort Study in the United Kingdom Does Not Support a Causal Association," *Pediatrics* 114 (2004): 584-591; P. Stehr-Green, P. Tull, M. Stellfeld, et al., "Autism and Thimerosal-Containing Vaccines: Lack of Consistent Evidence for an Association," *American Journal of Preventive Medicine* 25 (2005): 101-106; E. Fombonne, R. Zakarian, A. Bennett, et al., "Pervasive Developmental Disorders in Montreal, Quebec, Canada: Prevalence and Links with Immunization," *Pediatrics* 118 (2006): 139-150; W. W. Thompson, C. Price, B. Goodson, et al., "Early Thimerosal Exposure and Neuropsychological Outcomes at 7 to 10 Years," *New England Journal of Medicine* 357 (2007): 1281-1292; R. Schechter, J. Grether, "Continuing Increases in Autism Reported to California's Development Services System," *Archives of General Psychiatry* 65 (2008): 19-24; E. Fombonne, "Thimerosal Disappears but Autism Remains," *Archives of General Psychiatry* 65 (2008): 15-16.

天花疫苗，因为这种疾病已经在地球上被消灭了。①不过，小儿麻痹症仍然存在，在巴基斯坦、阿富汗和尼日利亚等国从未绝迹。来自这三个国家的人已经将这种疾病传播到其他二十个国家。②现在国际旅行如此普遍，我们完全有理由相信病毒会传播得更远——尤其是如果没有足够的人接受免疫接种的话。最后，布塔尔低估了乙肝病毒对儿童的影响。在美国疾病预防控制中心于1991年建议婴儿常规接种乙型肝炎疫苗之前，每年约有16 000名十岁以下的儿童受到感染。约有一半在出生时被母亲传染，另一半在出生后感染，通常是因为偶然接触了不知道自己感染了乙肝病毒的人。③大约100万美国人感染了乙型肝炎病毒，这说明并不是医生或卖淫者才会感染这种疾病。

当美国在2009年面临危机时，拉希德·布塔尔是第一批给出可能致命的建议的人之一。"事实就是事实，"他说，"目前死于猪流感疫苗的人数比死于猪流感的人数还多。未来死于猪流感疫苗的人数可能比死于猪流感本身的人数还要多。当病毒株经过尤卡坦半岛、墨西哥进入美国时，它已经失去了毒性。因此，他们的大肆炒作都是烟幕弹。一切都是故弄玄虚，用来吓唬人。"④ 布塔尔声称猪流感病毒从墨西哥一路北上，于2009年4月进入美国，他的说法是正确的。但他说病毒已经失去毒性是错误的。在布塔尔发表声明后的几个月里，有4 700万美国人感染了猪流感，25万人住院治疗，1.2万人死亡。死者中有1 100名儿童，

---

① Smallpox epidemiology: Plotkin, *Vaccines*, 773-775.

② Polio epidemiology: Centers for Disease Control and Prevention: "Outbreaks Following Wild Poliovirus Importations—Europe, Africa, and Asia, January 2009-September 2010," *Morbidity and Mortality Weekly Report* 59 (2010): 1393-1399.

③ Hepatitis B virus epidemiology: G. L. Armstrong, E. F. Mast, M. Wojczynski, H. S. Margolis, "Childhood Hepatitis B Virus Infections in the United States Before Hepatitis B Immunization," Pediatrics 108 (2001): 1123-1128.

④ Buttar warns against swine flu vaccine: http://www.youtube.com/watch? v = qcclPdWmzmk, October 5, 2009.

死亡率是往年流感季节的 10 倍。[1]此外，并没有人死于疫苗。[2]布塔尔的建议不仅是错误的，而且大错特错，任何听从他建议的人都会面临不必要的风险。

并非所有拉希德·布塔尔的病人都对他的治疗满意。2008 年 4 月，北卡罗来纳州医学委员会听取了他们的投诉。委员会的律师马库斯·吉米森介绍了案情。"这些证据将表明，布塔尔医生在绝望的人们最黑暗的时刻对他们进行掠夺。他在垂死的病人身上使用尚未证明有效的疗法，并明知无效却每天向他们收取数千美元的费用。他这样做的时候，墙上还挂着北卡罗来纳州的行医执照。"

吉米森总结了他们的故事。

布塔尔通过静脉注射过氧化氢治疗一名宫颈癌患者：这是一种未经验证且具有潜在危险的疗法。首次就诊，布塔尔收取了 12 000 美元。在接下来的一个月里，病人又接受了十九次注射，每次花费 1 000 美元，共计 31 000 美元。病人去世后，布塔尔的办公室退还给病人家属 2 500 美元。

布塔尔通过静脉注射维生素、螯合剂、菲尔伯特的红外呼吸反射疗法和昂达梅生物反馈疗法治疗 1 名卵巢癌患者。两个月的治疗费用为 3 万美元。病人在去世前向布塔尔支付了 1 万美元。当她的遗产未能支付余下的 2 万美元时，布塔尔将此事交给了一家催收机构处理。

布塔尔向一位肾上腺癌患者收取了 32 000 美元的治疗费，而治疗是无效的。病人的妻子还记得与布塔尔的第一次会面。"他说，患有什么

---

① Swine flu epidemiology：http：//cdc. gov/h1n1flu/update. htm.

② Swine flu vaccine safety："Safety of Influenza A（H1N1）2009 Monovalent Vaccines—United States，October 1-November 24，2009，" *Morbidity and Mortality Weekly Report* 58（2009）：1-6.

类型的癌症并不重要，”她回忆道，“他都能治好。他不断重申，他的成功率是 100%。”丈夫去世后，他的妻子取消了一张开给布塔尔的 6 700 美元的支票。布塔尔将此事移交给了一家催收机构，要求支付账单的未付部分、利息和 25% 的催收费。

2007 年 10 月，布塔尔告诉一名结肠癌患者，如果他“听从常规医生的建议，那他就是个白痴”。布塔尔建议进行螯合和臭氧治疗，每周的费用为 5 000 美元。两个月后，该患者离世。

听证会快结束时，吉米森问布塔尔，他的治疗是否低于规范治疗的水准。他说：“这不是规范治疗。我的疗法超越了规范治疗的水平。”

吉米森在总结陈词中呼吁医学委员会做正确的事。应暂时吊销此人的执照，他正在造成伤害，至少在让病人得不到可能有帮助的治疗。他说：“在某个地方，一个人的亲人正前往布塔尔医生的办公室。病人性命垂危，在寻找任何一丝希望。而布塔尔医生非常愿意给他们这一丝希望。现在是捍卫基于科学、基于证据的医学的时刻了。这将是委员会最值得铭记的时刻。”①

然而，事与愿违。委员会只对布塔尔未经许可跨州行医进行了谴责。他仍可以继续治疗癌症和孤独症患者。他仍可以继续将他们当作重金属中毒者，即使有证据否定了他的说法。他可以继续销售神奇的抗孤独症药膏和抗衰老药物，虽然没有任何证据证明它们有效。对于布塔尔来说，唯一真正受到影响的是他必须修改同意书，明确指出他的疗法可能无效并且具有潜在危险。②尽管有了这些变化，布塔尔仍然在他的网

---

① Buttar trial before North Carolina Board of Medical Examiners: In the matter of Rashid Buttar, D. O. before the North Carolina Medical Board, Transcript of Hearing, April 24, 2008.

② Buttar asked to change consent form: S. Barrett, “Rashid Buttar Reprimanded,” http://www.casewatch.org/board/med/buttar/consent_2010.shtml.

站上将治疗描述为“非常有效”，并吹嘘自己进行了 20 万次螯合治疗而没有任何副作用（这绝无可能）。修订后的同意书也不会阻止绝望的病人和家长涌向他的门诊。

第七部　为何有些替代医疗确实有效

第十一章

无比强大、被严重低估的安慰剂效应

“我们假装成什么，我们就是什么。”

——库尔特·冯内古特，《母亲之夜》

那么，如果紫锥菊和维生素 C 不能治疗感冒，硫酸软骨素和氨基葡萄糖不能治疗关节炎，圣约翰草不能治疗抑郁症，银杏不能改善记忆，锯棕榈不能缩小前列腺，为什么还有这么多人相信它们呢？如果人类神经系统与河流无关，所有疾病都不是错位的脊椎导致的，高度稀释的药物中不含任何活性成分，为什么针灸师、整脊师和顺势疗法医生的追随者如此忠实呢？梅米特·奥兹和史蒂文·诺维拉之间的激烈交锋可以告诉我们答案。

2011 年 4 月，梅米特·奥兹在《奥兹医生秀》节目中讨论了针灸。研究人员花费了大量时间和金钱，对声称针灸有效的人群进行研究。首先，他们比较了针刺正确穴位和错误穴位的结果。结果是没有差别。然后，他们使用标准针或可缩回的针头；患者感受到了针刺，但不知道它是否已经进入皮肤。再次，没有差别。[①]尽管已有这些研究结果，梅米特·奥兹仍全力支持针灸，并毫不犹豫地向他的患者、家人和朋友推荐。不过，值得称赞的是，在他讨论针灸的那天，奥兹把史蒂文·诺维拉博士请到他的节目上。他不可能选到比史蒂文更持怀疑态度的嘉宾了。

史蒂文·诺维拉不仅是耶鲁大学的神经科医生，还是新英格兰怀疑论协会的创始人和主席、詹姆斯·兰迪教育基金会科学医学项目主任，以及热门科学播客《怀疑论者的宇宙指南》的主持人。②诺维拉解释说，如果针刺的位置不对，或者针根本没有刺入，针灸的效果也不会差到哪去。奥兹大怒。“全世界有数十亿人把针灸作为健康的基石，”他争辩道，“我只是觉得，你这样说实在是太轻率了。虽然我们无法将这种存在于不同思维方式中的观念塞进我们西方人的理念中，但并不意味着它就不可能有效。”③

诺维拉知道针灸从头到尾都是一种骗局、诡计和把戏，但他从未说过“针灸没用”。相反，他在质疑针灸为何有效。“这是一种有着正面效果的治疗性互动仪式：一位临床医生给予的安慰和关怀，”他说，“你会在半小时或一小时时间内完全放松。这就是效果所在。实际上，将针刺穿皮肤并没有任何用处。”④ 换句话说，这是安慰剂效应。

尽管有些人认为安慰剂效应微不足道，但事实并非如此。第二次世界大战的战场上，一个护士的吗啡用完了，此时安慰剂效应首次展示其威力。她不能告诉伤兵她没有可以止痛的东西，于是她撒了个谎，说她用的盐水其实是吗啡。令她惊讶的是，伤兵的痛感消失了。⑤那么，关键的问题不是安慰剂效应是否起作用，而是它如何起作用？针灸等安慰

---

① Acupuncture studies：Singh and Ernst，*Trick or Treatment*，77−88；P. White，F. L. Bishop，P. Prescott，et al.，“Practice，Practitioner，or Placebo？ A Multifactorial，Mixed-Methods Randomized Controlled Trial of Acupuncture，” *Pain*，December 12，2011，doi：10. 1016/jpain 2011. 11. 007.

② Novella background：http：//www. sciencebasedmedicine. org/？ p=12208.

③ Oz regarding Novella's opinions on acupuncture：http：www. doctoroz. com/videos/alternative-medicine-controversy-pt − 1； http：//www. doctoroz. com/videos/alternative-medi cine-controversy-pt−2；http：www. doctoroz. com/videos/alternative-medicine-controversy-pt−3.

④ Novella regarding acupuncture：Ibid.

⑤ Nurse and morphine：*Encyclopedia of Psychology and Religion*，D. A. Lessing，K. Madden，S. Marlan（eds.），New York：Springer Publishing Co.，2009.

剂疗法真的能减轻疼痛吗？还是人们只是能耐受同等程度的疼痛？安慰剂效应是生理的还是心理的？

起初，医生们心怀偏见，对安慰剂效应不予重视，认为它与感知有关，与现实无关。例如，昂贵的疗法通常被认为更有价值，即使它们毫无用处。属于这个范畴的疗法之一是独角兽角。独角兽角被吹捧为治疗癫痫、阳痿、寄生虫、瘟疫、天花和狂犬病，以及延缓衰老、增强记忆和提升精力的方法，已经应用了八个多世纪。独角兽是一种不存在的野兽，只有一只角，但这一事实并没有影响销售。由鲸鱼牙齿研磨而成的独角兽角售价是等量黄金的 10 倍：一只 9 磅（约 4 公斤）重的角售价 55 000 美元。买不起独角兽角的人可以买独角兽饮品。①

更近期的例子是维生素 O。1998 年，《今日美国》上刊登了一则广告，宣布一个神奇的新产品横空出世：维生素 O。广告上的人都很光鲜，脸上带着做作的笑容，图片下面的文案是："它安全，可以滴入眼睛中；它天然，含有地球上最丰富的元素；它有效，用过它并取得惊人效果的用户连篇累牍地主动推荐它。"一个信徒说："在服用维生素 O 几个月后，我发现我的精力和耐力都提高了，并且对感冒和流感有了免疫力。"维生素 O 到底是什么呢？广告没有说谎。维生素 O 是"稳定的氧气分子溶于蒸馏水和氯化钠的溶液"。换句话说，就是盐水。但是维生素 O 的推广者很快指出，它并不仅仅是盐水。它是富含氧气的盐水，为购买者注入他们所需要的活力。可惜，维生素 O 的使用者缺乏从水中摄取氧气所需的鳃。广告出现后，制造商在一个月内销售了 6 万瓶，每瓶售价 20 美元。②

心理学家还认为，安慰剂效应只是一种应对冲突的方式。使用针灸

---

① Unicorn horns：Shapiro and Shapiro，*Powerful Placebo*，14.

② Vitamin O：Park，*Voodoo Science*，46-49.

的人面临着两个相互冲突的事实：1）针灸是非主流的；2）针灸是昂贵的：每次治疗费用在65美元到120美元之间，需要频繁治疗，而且通常需要自费。解决这一冲突的最好办法就是相信针灸有效。莱昂·费斯廷格在《预言失败时》一书中称之为“认知失调理论”；伊索寓言中《狐狸和葡萄》就是最好的例子。一只狐狸发现树上挂着一串葡萄，于是产生了两种相互冲突的认识：1）它爱吃葡萄；2）它够不着葡萄。狐狸说服自己葡萄是酸的，从而解决了冲突。

安慰剂效应的另一个解释是所谓的“回归均值”现象，最好的例子就是《体育画报》的封面诅咒。多年来，体育迷间一直传说登上《体育画报》封面对职业运动员来说是厄运的征兆。故事总是一样的，一个运动员在赛季中表现出色，登上杂志封面，然后下一个赛季就表现平平或很糟。但这并不是真正的诅咒。当一名运动员在一个赛季中表现出色时，下一个赛季表现不佳也不足为奇，因为运动员的职业生涯总是起起伏伏。同样，疼痛也会有起伏。人们通常在疼痛最剧烈的时候才会去看针灸师。所以他们在最痛苦时刻后感觉有所好转是可能的，因为疼痛就像运动员的职业生涯一样，起伏不定。

在与梅米特·奥兹的对峙中，诺维拉博士提到了安慰剂效应的另一种解释：治疗师的表现。许多研究表明，治疗师的衣着、举止、态度和措辞都会产生影响。治疗师如果说“你很快就会好起来的”或“这些药片会有用”，患者的治疗效果会比那些治疗师说“我不知道你得了什么病”或“我不知道药片是否有用”的要好。①来自马萨诸塞州剑桥市的替代治疗师泰德·卡普丘克认识到了人格的治疗力量。“我是一个出色的治疗师，”他说，“这是个很难让人相信的事实。如果你需要帮助，来找我，你会好起来的。成千上万的人都好了。因为，最终，真正有关系

① Therapist's attitude and placebo effect: Thompson, *Placebo Effect*, 182.

的并不是针，而是人。”[1] J. N. 布劳写道：“不能对病人产生安慰剂效应的医生，应该去做病理学家。”[2]

也许关于治疗师影响力最好的例子在《绿野仙踪》里。巫师无法给稻草人一个大脑，所以他退而求其次：让稻草人觉得自己更聪明了。“在我的家乡，我们有大学，”巫师说，“它们是伟大的学问殿堂，人们在那里学习，成为伟大的思想家。当他们毕业时，他们会思考深刻的问题——而他们并不比你更有脑子。但是！他们有一样你没有的东西！文凭！”在拿到毕业证书后，稻草人变得更聪明了，能够背诵毕达哥拉斯定理。“哦，开心，狂喜！”他说，“我有脑子了！”

从某种意义上说，每个人都在运用安慰剂效应，此中高手正是父母。“我有一个四岁的儿子，”约翰·戴蒙德在《蛇油和其他营生》一书中写道，“他就像所有的四岁儿子一样，会爬到高处然后跌落，掉下来的过程中会蹭掉一大块皮还会出血。每当这种情况发生时——平均每周大约四次——他哭着跑到我面前，指着最新的擦伤，我会采用严格的替代疗法。我不给他吃强效止痛药或止血，而是清理小伤口，问他发生了什么事，对重力的反复无常和砖块的严酷造成的伤害表示同情，让他坐在我腿上喝杯水，亲吻他，轻揉伤处。每次都能奏效。”戴蒙德试图给自己并不独特的治疗方法贴上标签。“那么，你觉得我应该把这种技术叫作什么呢？”他写道，“父亲疗法？动力家长学？因为通过平稳的谈话、安静地坐下来、轻揉患处的方式来处理小问题，似乎正是许多替代疗法的关键所在。”[3]

---

① Kaptchuk regarding personality: M. Spector, “The Power of Nothing,” *The New Yorker*, December 12, 2011.

② Blau regarding pathologist: Park, *Voodoo Science*, 49.

③ John Diamond regarding alternative medicine: Diamond, *Snake Oil*, 34.

到了1970年代，心理学家显然还没有认识到事情的全貌。而替代治疗师所说的“身心连接”是有生理基础的。这就是安慰剂效应成为安慰剂反应的时刻。人们并非只是相信自己的疼痛减轻了，而是他们的疼痛确实减轻了。人们对疼痛是如何产生的有了更深入的了解，就不再对疼痛的缓解只是“心理作用”不屑一顾。而且也了解为什么安慰剂效应不能也不应该被忽视。

在1990年的电影《边缘明信片》中，两个女人（伊芙琳和苏珊娜）意识到她们一直在和同一个男人上床。苏珊娜感到羞耻，而伊芙琳却不。

苏珊娜：你最后一次见杰克是什么时候？

伊芙琳：嗯，星期六。星期六晚上。

苏珊娜：周六下午我和他在一起。一天之内，两个姑娘。

伊芙琳：这还只是我们知道的。想想看，如果你有那种卫星设备，你能发现什么？

苏珊娜：你怎么还在笑？这太恶心了，尤其是在现在这个年代。

伊芙琳：你看起来像是个能照顾好自己的人。买些避孕套吧，别难过。他可能真的喜欢你。你不妨像他对你一样只管自己找乐子。我就是这么做的。我跟他在一起就是为了“那啡肽”的快感。

苏珊娜：内啡肽。

伊芙琳：管他什么肽。①

① *Postcards From the Edge* quote：*Postcards from the Edge*, Columbia Pictures, 1990.

最强效的止痛药物是吗啡。它从罂粟植物中分离出来，是所有其他药物都无法相匹敌的镇痛剂。1970 年代初，拉比·西曼托夫和所罗门·斯奈德发现了大脑中与吗啡结合的受体。这并不令人惊讶。令人惊讶的是，他们还发现了与吗啡作用相似并能与吗啡受体结合的化学物质。这些化学物质不是从植物中提取的，也不是由制药公司合成的；它们是由人的脑垂体和下丘脑制造的。西曼托夫和斯奈德称它们为内啡肽：内源性（体内产生）和吗啡两个词合在一起的缩写。后来的研究表明，内啡肽会在疼痛、辛辣食物、运动、兴奋和性高潮（伊芙琳的“那啡肽”快感）的刺激下释放。

了解了内啡肽，科学家们可以更好地确定针灸等疗法的工作原理。1978 年，乔恩·莱文、牛顿·戈登和霍华德·菲尔兹将接受牙科手术的人分为两组。两组都使用了安定（地西泮）、笑气（一氧化二氮）和局部神经阻滞（甲哌卡因）。麻醉效果消退后，其中一组还服用了安慰剂药片。许多安慰剂组的人都感到疼痛减轻。更重要的是，通过给予纳洛酮（一种阻断内啡肽的化学物质），安慰剂效应被消除。在一篇名为《安慰剂镇痛机制》的论文中，作者得出结论：“这些数据支持内啡肽释放介导牙科术后安慰剂镇痛的假设。”① 其他研究小组的实验复制了这些发现。②

于是我们有了结论。安慰剂镇痛可能是生理性的、真实的。当人们说他们在针灸后感觉疼痛减轻时，这并不是“心理作用”，而是身体的反应，是由一种天然药物引起的。（研究人员还证明，纳洛酮可以阻断

① Levine study: J. D. Levine, N. C. Gordon, H. L. Fields, "The Mechanism of Placebo Analgesia," *Lancet* 312 (1978): 654–657.

② Endorphin findings reproduced: Benedetti, *Placebo Effects*, 63–98.

针灸的止痛效果。①）了解到这一点后，替代治疗师认为，如果针灸可以避免长期使用镇痛药——其中一些药物有很大的副作用——那又有什么坏处呢？与依赖药物相比，自然地诱导内啡肽的释放不是更好吗？

否定针灸的人提出了三个反驳理由。

第一，针灸是一种欺骗。如果针灸师是诚实的，他们就会对病人说："在我们开始之前，让我们先抛开两千年前的古老智慧不谈。事实是，古人不相信解剖，对神经系统的解剖结构一无所知，错误地认为它是以河流和农历月份为基础的，并且随机地把针刺入皮肤之下。别管什么气，别管什么阴阳，别管什么经络。如果我使用可伸缩的针头，针灸也一样有效。它之所以有效，是因为你认为它有效。想法本身就足以释放内啡肽。"针灸师不这么说的原因很明显，这可能会消除安慰剂效应。也许安慰剂效应会被消除是因为阴阳和真气的心理暗示对治疗过程很重要。又或者，病人对古代智慧的保证比对现代科学的警告更能产生反应。不管是什么原因，欺骗很可能是治疗的重要组成部分。

纽约大学朗贡医学中心生命伦理学教授阿特·卡普兰曾谈到安慰剂医学的伦理问题。"在低风险、低成本和病情较轻的情况下欺骗病人是合乎伦理的，"他说，"医学可以向整脊师学习，也可以向针灸师学习。但他们有责任在医学文献中报告他们所做的事情。他们应该报告安慰剂效应是强大的，以及某些因素可以诱发安慰剂效应，医学应该研究如何最好地激发安慰剂效应。"②

平心而论，所有从业者——无论是否主流——都会采用某种形式

① Acupuncture and endorphins: V. Clement-Jones, L. McLoughlin, S. Tomlin, et al., "Increased Beta-Endorphin But Not Met-Enkephalin Levels in Human Cerebrospinal Fluid After Acupuncture for Recurrent Pain," *Lancet* 2 (1980): 946–949.

② Caplan regarding ethics of deception in medicine: Interview with Art Caplan, September 20, 2011.

的欺骗手段。他们知道，积极的态度、稳妥的举止和干练的气质非常重要。“我们一直在使用安慰剂效应，”卡普兰说，“我戴着领结。我穿着白大褂。你来到一幢看起来很气派的大楼前。我希望有一天能看到城市里竖起广告牌，上面写着我们有一台非常大的机器，它能发出很大的噪声，我们不知道它是如何运作的，但你只能从我们这里买到，所以快来吧。”①

事实上，如果够诚实，主流医生会走进病人的房间说：“瞧，对于如何治疗你，一百年后的我们肯定会知道更多。坦率地说，我怀疑未来的医生在回顾我们今天所做的一些事情时会发笑。虽然我们对许多疾病的了解非常透彻，但对于有些疾病，我们只知道皮毛，而对于另一些疾病，我们则完全不知所措。”没有一个临床医生（如果他们心智正常）会这么说。从萨满和巫医时代到现代医生，每个人都有自己的道具和骗术。

反对针灸的第二个理由是它太贵。但是，至少根据认知失调理论，越贵效果越好。1960 年代，这一概念首次在赛马场上得到验证。研究人员要求投注者在走向投注窗口和离开投注窗口时对自己的马匹进行评分。投注者面临两个相互冲突的事实：1）任何一匹马都有可能赢得比赛；2）我只在一匹马身上押了很多钱。为了解决这一矛盾，投注者在下注后对马匹的评分要高得多。这项研究题为《事后的决策后失调》。②在另一项研究中，麻省理工学院的研究人员测试了两种糖丸缓解疼痛的能力。一组人被告知糖丸的价格为 0.1 美元，另一组人被告知糖丸的价格为 2.5 美元。③参与者在服用价格更高的糖丸时感受到的疼痛更轻。“听着，说到底，如果你对我说，缓解疼痛唯一有效的办法就

---

① Caplan regarding deceptions by mainstream clinicians: Interview with Art Caplan.

② Racetrack study: R. E. Knox, J. A. Inkster, "Postdecision Dissonance at Post Time," *Journal of Personality and Social Psychology* 8 (1968): 319–323.

③ *JAMA* pain study: R. L. Waber, B. Shiv, Z. Carmon, D. Ariely, "Commercial Features of Placebo and Therapeutic Efficacy," *Journal of the American Medical Association* 299 (2008): 1016–1017.

是收取 50 块钱，假装我们正在经历这个仪式，那没问题，”卡普兰说，“但我认为我们还没到那一步。我认为我们还没有充分探索如何以其他方式引发安慰剂效应。”①

反对针灸的最后一个理由是最难反驳的。针灸针并非没有风险，曾有过心脏、肺部和肝脏被刺破的事例，针灸还会传播艾滋病病毒、乙型肝炎和丙型肝炎等病毒。也许最著名的案例是韩国前总统卢泰愚，他在 2011 年 5 月从肺部取出了一根针灸针。主刀的成明勋医生说：“我不知道针是怎么进到那里的，这对我来说也是个谜。”② 至少有 86 人死于针灸。③如果假针灸与真针灸一样有效，如果将针刺入皮下会刺破肺部并导致感染，为什么不使用可回缩针呢？针灸师可能会争辩说，使用可回缩针是一种欺骗行为；但他们已经被穴位与神经系统有关的说法骗到了。再骗一次又何妨？目标应该是以最安全的方式引发内啡肽的释放。

内啡肽的发现改变了一切。现在有了一个明确、理性的生理机制，可以解释那些不以神经系统解剖学为基础的疗法为何能发挥作用。但替代疗法从业者的业务并不局限于长期疼痛。他们为各种免疫性、神经性和代谢性疾病提供缓解方法，采用的疗法往往同样与这些疾病的生理基础无关。与内啡肽的发现一样，1970 年代的另一项发现也揭示了其中一些疗法可能有效的原因。这一发现十分惊人，以至于在另外两个实验室

---

① Caplan on cost of placebo response: Interview with Art Caplan, September 20, 2011.

② South Korean president: “Acupuncture Needle Removed From Lung of Former South Korean President,” *The Telegraph*, May 3, 2011.

③ Dangers of acupuncture: E. Ernst, “Deaths After Acupuncture: A Systematic Review,” *International Journal of Risk and Safety in Medicine* 22 (2010): 131–136; “Acupuncture Can Spread Serious Diseases: Experts,” *Reuters*, March 18, 2010, reuters. com/article/2010/03/19/us-acupuncture-infection-idUSTRE62100220100319; I. Sample, “Dozens Killed by Incorrectly Placed Acupuncture Needles,” *The Guardian*, October 18, 2010.

将其重现之前，没有人相信它。

1975 年，罗切斯特大学医学院的罗伯特·阿德尔和尼古拉斯·科恩发表了一篇题为《行为条件下的免疫抑制》的论文。实验设计很简单。阿德尔和科恩给一组大鼠注射了绵羊红细胞，不出所料，大鼠产生了抗体。第二组大鼠在注射细胞的同时给予了含有糖精味道的水，和第一组一样，它们产生了免疫反应。第三组大鼠多次注入了悬浮在含有环磷酰胺（一种免疫抑制药物）的糖精水中的细胞，毫不意外地抑制了免疫反应。然后，阿德尔和科恩给第三组大鼠注射了不含环磷酰胺的糖精水中的红细胞。他们发现了一个无法解释的现象——单用糖精水即可抑制免疫反应。通过将免疫抑制药物与特定的味道匹配，第三组大鼠学会了抑制自己的免疫系统。令人称奇。①

从某种意义上说，阿德尔-科恩实验不应该那么令人惊讶。1896 年，J. N. 麦肯齐对几个人进行了研究，他们在接触到花朵上的花粉时会出现瘙痒、打喷嚏和流泪的症状——这是组织胺介导的过敏反应。在发表于《美国医学科学杂志》上的一篇论文中，麦肯齐报告说，人们对人造花也会产生相同的症状，尽管它们没有花粉。人们学会了产生过敏反应——学会了自行释放组织胺。②

1957 年，约翰斯·霍普金斯医学院的科学家约翰·因伯登、亚瑟·坎特和雷顿·克拉夫进行了另一项具有里程碑意义的实验。他们对在马里兰州弗雷德里克的德特里克堡服役的军事人员进行了一系列心理测试。几个月后，一场流感大流行席卷了整个营地。因伯登及其同事发现，情绪抑郁的新兵患流感后症状持续时间更长，且更严重。情绪决定

① Ader-Cohen study：R. Ader，N. Cohen，“Behaviorally Conditioned Immunosuppression，” *Psychosomatic Medicine* 37（1975）：333-340.

② MacKenzie study：J. N. MacKenzie，“The Production of the So-Called ‘Rose-Cold’ by Means of an Artificial Rose，” *American Journal of Medical Sciences* 91（1896）：45.

了疾病。这项研究的结果证实了一句格言，病由心生。[1]正如弥尔顿在《失乐园》中写道："心灵能把天堂变成地狱，也能把地狱变成天堂。"

接下来的问题是，这些发现能否被实际应用？研究人员能否教会人们抑制或增强自身的免疫反应？罗伯特·阿德尔是最先采取行动的人之一。阿德尔与一名患有自身免疫性疾病红斑狼疮的青少年合作，将环磷酰胺与独特的味道（鱼肝油）和气味（玫瑰香水）配对。和老鼠一样，这个男孩学会了抑制自己的免疫反应，从而减少了控制疾病所需的药物剂量。[2]其他人复现了阿德尔的发现。马齐奥·萨比奥尼发现，健康男性可以学会释放自己的皮质醇，这是一种由肾上腺分泌的天然类固醇。[3]而且这种效果是双向的；人们不仅可以学会抑制自己的免疫反应，还可以学会增强它们。[4]

如果人们可以学会激发或抑制自己的免疫反应，那么相信安慰剂可以对各种疾病产生影响就不足为奇了。[5]尽管大多数替代药物的效果不比安慰剂更好，但有些确实有效。那么为什么不使用它们呢？

例如，沃尔夫·斯托尔声称路边野生的起绒草可以治疗慢性莱姆

---

① Imboden study: J. B. Imboden, A. Canter, L. E. Cluff, "Convalescence from Influenza: A Study of the Psychological and Clinical Determinants," *Archives of Internal Medicine* 108 (1961): 393-399.

② Ader lupus study: K. Olness, R. Ader, "Conditioning as an Adjunct in the Pharmacotherapy of Lupus Erythematosis," *Journal of Developmental and Behavioral Pediatrics* 13 (1992): 124-125.

③ Sabbioni study: M. E. E. Sabbioni, D. H. Bovbjerg, S. Mathew, et al., "Classically Conditioned Changes in Plasma Cortisol Levels Induced by Dexamethasone in Healthy Men," *FASEB Journal* 11 (1997): 1291-1296.

④ Enhancing immune response study: D. L. Longo, P. L. Duffy, W. C. Koop, et al., "Conditioned Immune Response to Interferon-Gamma in Humans," *Clinical Immunology* 90 (1999): 173-181.

⑤ Benefits of placebo for variety of diseases: Benedetti, *Placebo Effects*; S. S. Wang, "Why Placebos Work Wonders," *The Wall Street Journal*, January 3, 2012.

病。尽管慢性莱姆病并不存在，但慢性疼痛和疲劳是存在的。对于某些人来说，起绒草杀灭细菌的心理暗示可能会让他们的疼痛和疲劳减轻。平衡阴阳以释放正气的概念也是如此。如果这些心理暗示能缓解疼痛，那么何乐而不为呢？起绒草很便宜，而且比长期服用止痛药（或更糟，长期服用抗生素）更好。同样，布莱恩·罗斯纳对莱夫机器的宣传也是无害的。虽说它能杀死莱姆病菌的说法是无稽之谈，但至少它不会杀死其他东西（机器产生的电流可能并不会穿透皮肤）。假设常规疗法无法缓解病症，在使用磁铁、水晶、桑拿、芳香疗法、鸸鹋油或祈祷治疗慢性症状方面，我们可以提出同样的论点。

再者，许多替代治疗师推荐硫酸软骨素和氨基葡萄糖来治疗慢性关节疼痛。虽然这些疗法并不比安慰剂药片更有效，但它们是无害的。如果这意味着避免使用有时会引起严重副作用的止痛药，为什么不试试呢？尽管硫酸软骨素和氨基葡萄糖的效果并不比安慰剂好，但这并不意味着它们没有安慰剂的作用。

顺势疗法是体现安慰剂潜在价值的另一个例子。

2011 年 3 月，梅米特·奥兹邀请了一位名叫拉斯·格林菲尔德的顺势疗法专家来到他的节目。奥兹的开场白是他的妻子经常给孩子们服用顺势疗法药物。“只有当药物不起作用时，她才会打电话给我。”他说。顺势疗法的理论基础是，如果把某种药物稀释到一个分子都不剩，水会“记住”药物的存在。（考虑到地球上的水量是有限的，幸好水不会真的记住它到过哪里。）格林菲尔德解释说：“药物的精神还在。”这是一个双赢的局面。人们可以享受药物的益处，却不必承受其副作用（因为已经不存在什么药了）。

奥兹将顺势疗法描述为“经稀释以极少量”的方式存在的药物；稀释到“几乎一个分子都找不到”。他向观众展示了两大壶液体。其中一壶是吓人的红色，贴着“常规药物”的标签。另一壶只装了水，标着

"顺势疗法药物"。奥兹用滴管从"常规"壶中吸满红色液体，加入"顺势疗法"壶中，液体变成了淡淡的粉红色。他宣称，这就是顺势疗法的基础。任何有理智的观众都会认为顺势疗法药物是常规药物的弱化制剂。但它们并不是。如果奥兹用空气注满滴管，再加到"顺势疗法"壶中，然后说顺势疗法药物根本不含任何药物，那会更准确一些。①毫不意外，顺势疗法药物并未被证明比糖丸或水更有效（因为它们本身就是糖丸或水）。有五项优秀的研究表明，顺势疗法并不能治疗癌症、注意力缺陷障碍、哮喘、痴呆或类流感症状。②但同样，一种药物的效果不比安慰剂好，并不意味着它不起作用，只能说明它的效果不比安慰剂更好而已。

举个例子，一种流行的顺势疗法药物是欧斯洛可舒能，用于治疗流感。顺势疗法医生通过将巴宝莉鸭的心脏和肝脏均浆，以百倍的水稀释，并重复百倍稀释 200 次来制作欧斯洛可舒能。如此稀释过的溶液中连一个巴宝莉鸭的分子都没有。事实上，这种制剂已稀释到即使最终体积达到宇宙的大小，里面也找不到一个巴宝莉鸭的分子。巴宝莉鸭不在了。从科学家的角度来看，欧斯洛可舒能只是 1 克糖。

虽然欧斯洛可舒能不含活性成分，但它比其他很多疗法要好得多，因为其中很多疗法是相当有害的。2007 年，FDA 对给儿童使用咳嗽感冒制剂发出了警告，这个警告只能说是亡羊补牢。在 2004 年至 2005 年期间，美国疾病控制与预防中心发现超过 1 500 名幼儿因服用含有伪麻黄碱等兴奋剂的止咳药物而遭受幻觉、抽搐和心脏问题的困扰。其中三名儿童因此丧生。更糟糕的是：咳嗽感冒制剂对缓解症

---

① Homeopathy on Oz show：http：//www. doctoroz. com/videos/Alternative-Pain-Treatments-Pt-1；http：//www. doctoroz. com/videos/Alternative-Pain-Treatments-Pt-2.

② Studies of homeopathic remedies：E. Ernst，"Homeopathy：What Does the 'Best' Evidence Tell Us？" *Medical Journal of Australia* 192（2010）：458-460.

状几乎没有作用。①

而欧斯洛可舒能却不会引起这些问题。虽然它的效果并不比1克糖好，但许多人——可能得益于安慰剂效应——相信它确实有效。最重要的是，它避免了太容易买到的非处方药造成的伤害。

虽然这些疗法经常被称为“新时代医学”，但其实毫无新意。五千年来，医者们一直在推销安慰剂效应。成书于公元前1500年的《埃伯斯纸草卷》记载了700多种矿物、植物和动物来源的药物。治疗方法包括从墙上刮下的泥土和蝇粪；蜥蜴和猫的血；鹅、牛、蛇、老鼠、河马和阉人的脂肪；猪、狗、羊、瞪羚、鹈鹕和苍蝇的粪便（这可不容易搞到），以及公羊的毛、龟壳、猪牙、驴蹄和磨碎的人类头骨。②再次强调，鹈鹕的粪便并不含有真正的药物，并不意味着它在三千五百年前对治疗疼痛、疲劳和胃灼热无效。安慰剂效应是一种强大的力量。当时，那是他们唯一拥有的治疗方法。现在，由于我们有了比安慰剂更好的药物，所以我们往往会忽视安慰剂效应。值得肯定的是，替代疗法从业者并没有轻视安慰剂。不过，如果我们能学会在不使用药片、针头、电子设备和魔法思维的情况下进行治疗，那将是很有价值的。

替代医学最重要的支持者之一是长年担任《星期六评论》编辑的诺曼·考辛斯。考辛斯饱受关节和肌肉疼痛的折磨，他认为自己不屈不挠的求生意志和马克斯兄弟电影带来的欢笑可以治愈他的疾病。（“医学中没有多少乐趣，”美国幽默大师乔希·比林斯写道，“乐趣中却蕴含着大量的医学。”）与阿特·卡普兰一样，考辛斯推断安慰剂效应可以在

① Harm caused by over-the-counter cough-and-cold preparations: D. Childs, “Docs Support FDA Cough Medicine Warning,” *ABC News*, August 16, 2007, http://abcnews.go.com/Health/Drugs/story?id=3488351&page=1.

② Ebers papyrus: Shapiro, *Placebo*, 4.

未使用安慰剂的情况下激发。他在 1970 年代末出版的畅销全国的书《疾病剖析》中讲述了自己的经历：“安慰剂只是一个有形的事物，在一个体验着无形事物带来不适感的时代，在一个更愿意相信每个内在影响都必须有个外在原因的时代，安慰剂是必不可少的。由于安慰剂有尺寸，有形状，而且看得见摸得到，它满足了当代人对可见机制和可见答案的渴望。但安慰剂一经审视就会消失，这让我们知道，它无法使我们摆脱对自身进行深入思考的需要。因此，安慰剂是生存意志与身体之间的使者。但这个使者可有可无。”①

---

① Norman Cousins' quote：Cousins，*Anatomy*，76–78.

第十二章
当替代医学成了江湖骗术

“……因此，我们必须审慎对待我们的伪装。”

——库尔特·冯内古特，《母亲之夜》

尽管替代疗法可能有其价值，但应用安慰剂的医学和江湖郎中之间存在着鲜明的界限。在四种情况下，这条界线会被越过。

第一，建议患者抗拒有用的常规治疗方法。

例如，梅米特·奥兹支持伊萨姆·内梅医生声称信仰可以治愈癌症，这种行为极不负责任。许多儿童因为他们的父母相信祈祷（而不是抗生素）可治愈细菌性脑膜炎，或祈祷（而不是胰岛素）能治愈糖尿病而昏迷；或祈祷（而不是放疗或化疗）能治愈癌症而死亡。[①]

安德鲁·威尔有时也会通过故意误导让人们接触不到有效的疗法。威尔写道：“从西医对艾滋病的无效治疗中，可以明显看出他们对病毒感染无能为力。”“针对艾滋病病毒感染者的中草药疗法看起来更有前景。”[②]威尔的建议很不恰当。抗病毒药物已被证明可以减少 HIV 的复制，降低血液中 HIV 的含量，延长患者的生命。而中草药并没有被证明有这些作用。选择中草药而不是抗病毒药物的患者，是在选择缩短自己的寿命。

哮喘患者也深受其害。2011 年 7 月，哈佛大学医学院的研究人员对 39 名哮喘患者分别给予了沙丁胺醇（一种支气管扩张剂）、安慰剂、假针灸或不进行任何治疗。沙丁胺醇扩张呼吸通道的效果远胜安慰剂。那些推荐使用安慰剂而非支气管扩张剂治疗严重哮喘的替代疗法师让他们的患者承受了不必要的风险。[3]2006 年，一名患有严重哮喘的六岁男孩接受了顺势疗法的治疗，而没有使用本可挽救其生命的支气管扩张剂。[4]顺势疗法医生推荐将他们的产品用于其他可治疗的疾病，如癌症、疟疾、霍乱和艾滋病。

当整脊师试图治疗器质性病症时，也会给患者带来不必要的风险。例如，一位名叫马文·菲利普斯的整脊师让患有眼部肿瘤的小女孩琳达·艾平的父母相信，手术没有必要。她所需要的只是用维生素、膳食补充剂和泻药来“化学性平衡”身体。三周内，肿瘤长到了网球大小：手术为时已晚。三个月后，琳达·艾平去世。[5]

不过，说到引导人们远离现代医学，也许没有人比梅米特·奥兹旗下的另一位“超级巨星”更不负责任了：乔·麦考拉是芝加哥郊区的一名骨科医生。麦考拉反对巴氏杀菌法（在摄氏 56 度下加热三十分钟），声称这会降低牛奶的营养价值。事实上，巴氏杀菌并不会破坏牛奶中的重要营养成分。它能消灭沙门氏菌、大肠杆菌、弯曲杆菌和李斯特菌等，这些细菌可导致严重感染，有时甚至致命。在美国，每年约有 200 人因饮用生牛奶或食用未经巴氏消毒的奶酪而患病。[6]

麦考拉还认为疫苗很危险，应该避免接种。2011 年 4 月，他斥资

---

① Childhood deaths and prayer: C. Fraser, *God's Perfect Child: Living and Dying in the Christian Science Church*. New York: Henry Holt and Company, 1999.

② Weil regarding HIV treatments: Weil, *Spontaneous Healing*, 4.

③ Harvard study of asthmatics: M. E. Wechsler, J. M Kelley, I. O. E. Boyd, et al., “Active Albuterol or Placebo, Sham Acupuncture, or No Intervention in Asthma,” *New England Journal of Medicine* 365 (2011): 119-126.

④ Homeopathy and asthma death: Dr. Robert Baratz, personal communication.

⑤ Linda Epping: Barrett, *Health Robbers*, 83-84.

⑥ Harm from unpasteurized products: Food and Drug Administration, “The Dangers of Raw Milk: Unpasteurized Milk Can Pose Serious Health Risk,” http://www.fda.gov/Food/ResourcesForYou/Consumers/ucm079516.htm.

100万美元在时代广场的哥伦比亚广播公司巨型新闻屏幕上投放广告，宣传他自己的网站和一个激进的反疫苗组织的网站。[①]此外，他不认为是艾滋病毒导致了艾滋病。“接触类固醇、环境中的化学物质、治疗艾滋病的药物、压力和营养不良可能才是真正的病因。”他说。[②]

此外，麦考拉还建议用小苏打和咖啡灌肠法治疗癌症，[③] 并警告人们不要做乳房X光检查，他还提供自己的专用设备来检测癌症、炎症、神经问题和血管功能障碍（为此他收到了FDA的警告信）。[④]在《奥兹医生秀》节目中，麦考拉说：“我们的治疗模式不会害死任何人。”[⑤] 没错，只是人们会死于可通过接种疫苗预防的疾病或未消毒产品引起的感染，或否认艾滋病毒是艾滋病的病因，或用小苏打和咖啡灌肠治疗癌症，而不是使用有效的药物。

替代治疗师越过那条界线的第二种方式是在没有进行充分警告的情况下推广可能有害的疗法。

安德鲁·威尔写道，卡瓦胡椒“能放松肌肉、让人保持平静，而且不会上瘾，”[⑥] 却没有提到它还会造成严重甚至致命的肝损伤。这也是

---

① Mercola and Jumbotron: B. Smith, "Dr. Mercola: Visionary or Quack?" *Chicago Magazine*, February 2012.

② Mercola doesn't believe HIV causes AIDS: Ibid.

③ Mercola, coffee enemas, baking soda: http://articles.mercola.com/sites/articles/archive/2011/04/23/dr-nicholas-gonzalez-on-alternative-cancer-treatments.aspx; http://www.sciencebasedmedicine.org/index.php/for-shame-Dr-oz; http://scienceblogs.com/insolence/2010/04/dr_oz_americas_doctor_and_the_abdication.php; T. Tsouderos, "Questioning Dr. Oz," *Chicago Tribune*, April 9, 2010.

④ Mercola and FDA: T. Tsouderos, "FDA Warns Doctor: Stop Touting Camera As Disease Screening Tool," *Chicago Tribune*, April 25, 2011.

⑤ Mercola regarding his medical model: http://www.doctoroz.com/videos/alternative-health-controversy-pt.1; http://www.doctoroz.com/videos/alternative-health-controversy-pt.2; http: www.doctoroz.com/videos/alternative-health-controversy-pt.3.

⑥ Andrew Weil regarding kava: Weil, *Spontaneous Healing*, 321.

FDA 对使用这种产品发出警告的原因。①事实上，很少有消费者意识到许多非处方药补充剂可能会产生副作用。

整脊也并非没有风险。1980 年代，一位名叫理查德·斯特罗伯的整脊师发明了一种名为“双侧鼻腔特异性疗法”（BNS）的技术。为了对齐头骨，斯特罗伯将气球塞入鼻腔。1988 年，加利福尼亚州德尔诺特县的学校工作人员在患有癫痫、唐氏综合征、脑瘫、阅读障碍和其他学习障碍的儿童身上实施了一种由纽约整脊师卡尔·费雷里开发的手法，即用双手像钳子一样挤压头骨。整脊师还用拇指用力按压上颚和眼睛。其中一个孩子在被“调理”眼睛时癫痫发作。②大部分治疗由迈克尔·科尔文执行，他说这些手法“消除了神经系统中的静电”。儿童被强行约束，他们哭喊、尖叫、挣扎着试图摆脱。③2010 年，英国埃克塞特大学补充医学教授埃德扎德·恩斯特报告了 26 例整脊治疗导致的死亡病例，几乎全部都是由颈部椎动脉撕裂造成的。④

替代治疗师跨越界线的第三种方式是榨干患者的财产。最好的例子是斯坦尼斯劳·布尔津斯基向比莉·班布里奇的父母欣然收取 20 万英镑的费用，而他给予他们的只是抗肿瘤素的虚假希望。

不过，说到以替代医学牟利，很少有人能比梅米特·奥兹的“超级巨星”们获益更多，他们每个人业绩都相当不错。安德鲁·威尔拥有自己的保健品品牌“威尔医生精选”。威尔网站的访问者能够以 56.1 美元

---

① FDA warning against kava：Food and Drug Administration，“Consumer Advisory：Kava-Containing Dietary Supplements May Be Associated With Severe Liver Injury，” March 25，2002.

② Baby dies from asphyxiation：Butler，*Consumer's Guide*，82-83.

③ Neural Organization Technique：Ibid.，171-172.

④ Ernst study regarding harm from chiropracty：E. Ernst，“Deaths After Chiropractic：A Review of Published Cases，” *International Journal of Clinical Practice* 64（2010）：1162-1165.

的价格购买含有银杏成分的“记忆支持”配方，以72美元的价格购买含氨基葡萄糖成分的“关节支持”配方，以72美元的价格购买含高剂量维生素的“能量支持”配方。2003年，威尔与Drugstore. com签订了一份协议，后者向其公司支付了390万美元。①

迪帕克·乔普拉采用的是另一种商业模式。他以“乔普拉中心”为品牌，推广阿育吠陀保健品、精油、按摩膏和草药。他还销售书籍、视频、服装、芳香疗法、珠宝、礼品和音乐。顾客可以参加乔普拉博士开设的名为“疗愈之旅”“自由去爱，重新感受完整”和“召唤神圣”课程，每门课程的费用在1 000美元到5 000美元之间。如果顾客想参加为取悦吠陀神而举行的祭祀仪式，费用在3 000美元到12 000美元之间。一年量的抗衰老药物费用约为1万美元。如果首席执行官们希望迪帕克·乔普拉在公司活动上发表演讲，费用为25 000美元（大西洋富矿公司已雇用了乔普拉十几年)。乔普拉中心每年的总收入约为2 000万美元。

由于乔普拉的药物和培训课程收费不菲，他必须笼络富有的客户。在这方面，他堪称大师。乔普拉曾帮助过迈克尔·杰克逊、伊丽莎白·泰勒、薇诺娜·瑞德、黛博拉·温格、麦当娜、米哈伊尔·戈尔巴乔夫、迈克尔·米尔肯和希拉里·克林顿等富商、名人和政界人士，让他们找到内心的平静，不会因自己的富有而心怀不安。②在《成功的七个灵性法则》中，乔普拉写道，他“将赋予你轻松创造无限财富的能力”③，“金钱其实是生命能量的象征”。④他还写了一本名为《高尔夫的启迪》的书。乔普拉将古老的印度疗法与肆无忌惮的资本主义出其不意地结合到一

① Weil and Drugstore. com: Hurley, *Natural Causes*, 240.

② Chopra's business model: Barrett, *Robbers*, 243 – 245; Butler, *Consumer's Guide*, 118; Johnston, *Politics*, 223; Wheen, *Mumbo-Jumbo*, 44–48.

③ Chopra regarding unlimited wealth: Chopra, *Spiritual Laws*, 1

④ Chopra regarding money as energy: Ibid., 28.

起，让戏仿变得很容易。1998 年，克里斯托弗·巴克利、约翰·蒂尔尼和泰弟兄共同撰写了《上帝是我的经纪人：一位僧侣大亨揭示精神和财务增长的七条半法则》一书，其中包括“上帝爱穷人，但这并不意味着他希望你坐经济舱”“只要上帝知道真相，你对顾客说什么都没关系”“金钱是上帝表达谢意的方式”等建议。这本书还包括“为财富自由祈祷”。

乔·麦考拉也是一位出色的推销员。《商业周刊》将其激进的营销手段描述为“打破了整体医学从业者只专注于治疗病人而不善于做生意的说法。虽然麦考拉声称自己不参与‘医疗保健领域所有以贪婪为动机的炒作’，但他是一个推销高手，利用传统的和互联网直销的各种伎俩来发展自己的业务……这是 19 世纪的老字号蛇油推销员臭名昭著的传统。”①

麦考拉销售以下产品：

22 美元一瓶的有机沙棘抗衰老精华液。

一包十六片“无忧”有机棉卫生巾，售价为 7.99 美元，他还说你平日使用的卫生巾“可能是一颗定时炸弹”。

麦考拉生命力家用日光浴床，售价为 2 997 美元（“超值优惠!”）令人咋舌，因为紫外线辐射是皮肤癌的已知致病因素。

8 盎司装的绿茶天然防晒霜，售价为 15.97 美元。

磷虾油、益生菌、辅酶 Q10、多种维生素、虾青素、“关节配方”、蛋白粉、“紫色防线”、维生素 K、小球藻、维生素 B12 喷雾剂、维生素 D 喷雾剂、褪黑素睡眠喷雾剂、“眼健”、“免疫支持”、“前列腺和膀胱支持”、有机护肤品、沐浴护理、有机身体霜、有机可可木薯棒、乳清蛋白棒、圣罗勒茶、陶瓷炊具、洗发水和护发素、“心血管支持”、巴西

① Mercola's business model: D. Gumpert, "Old Time Sales Tricks on the Net," *BusinessWeek*, May 23, 2006.

莓、生物纤体素、CLA（共轭亚油酸）补充剂、消化酶、羊毛床上用品、“牙齿护理”、环保清洁剂、净水器、软喷淋洗器、宠物用品、健身产品、夏日生存套装、美黑系统、“调和了洋车前子、草药精华和印度酸莓草本果酱的高纤补品”、“新起点”、纯金生蜂蜜、皇家抹茶绿茶、椰子油、维生素 E、喜马拉雅盐灯、喜马拉雅烹饪和沐浴盐、鱼油、D－甘露糖、健康大厨 16 件刀具套装、灯泡、空气净化器、榨汁机（尽管他建议不要饮用果汁）、果蔬清洗剂、“麦考拉健康大厨”涡轮烤箱、开菲尔和蔬菜发酵剂、铁氧体磁性珠、椰子粉、睡眠面罩、日出日落闹钟和按摩工具，其中大部分都是他的自有品牌。①

麦考拉的产品年销售额约为 700 万美元。讽刺的是，当被问及主流医生对他的批评和 FDA 的警告信时，他回答说：“这很好理解。政府和企业沆瀣一气。”② 当梅米特·奥兹在《奥兹医生秀》节目中询问麦考拉的销售策略时，麦考拉说：“我们只卖天然产品。”好像这让他通过无凭无据、具有潜在危险性的宣传获取巨额利润是合理的。③

可悲的是，主流医生也在利用替代医疗热潮为自己牟利。现在，许多学术机构都设有替代医学、综合医学和整体医学分部，医疗市场开始变得像阿拉伯集市。阿特·卡普兰说：“从长远来看，医学越是向非基于证据的替代产品靠拢，受到的损害就越大。许多医生都相信一个错误的理念：病人为王。这就是我有时所说的餐馆式医学。医学不是餐馆，病人不是主顾，医生也不是服务员。我能理解医学是一门生意，替代医

---

① Mercola products：B. Smith，“Dr. Mercola：Visionary or Quack？” *Chicago Magazine*，February 2012；www. mercola. com.

② Mercola and government conspiracy：B. Smith，“Dr. Mercola：Visionary or Quack？” *Chicago Magazine*，February 2012.

③ Mercola regarding natural products：http：//www. doctoroz. com/videos/alternative-health-controversy-pt. 1； http：//www. doctoroz. com/videos/alternative-health-controversy-pt. 2；http：www. doctoroz. com/videos/alternative-health-controversy-pt. 3.

学也是一门生意；但医学的不同之处在于，我们应该有专业规范、专业价值观和专业承诺。如果你一直说，这只是一个市场，他们只是客户，为了让客户满意，就必须让病人有自主权，那么面对消费者的需求时，你的专业性就会崩溃。我们总觉得病人并不弱势。但他们其实很容易受骗和受侵害。除非你遇到一个秉持专业精神的人士，否则你很难放心做个好患者。会有很多治疗师想榨干你。"①

替代治疗师越界的第四种方式是宣扬魔法思维，可悲的是，这种思维无处不在。以美国最受欢迎的运动——棒球为例。

除了队服、手套、高筒袜和球鞋之外，许多棒球运动员还戴着另外一种东西：钛项链。钛项链由京都法腾公司生产，据称能"长久维持能量，减少疲劳，缩短恢复时间，使肌肉更放松"。它们是如何起作用的？西雅图销售代表斯科特·麦克唐纳解释说："每个人体内都有电流在流动。"如果你感到紧张或疲惫，这种产品能稳定电流。投球手们发现自己的肌肉不那么酸痛了。受伤的球员训练后恢复得更快。人们总是持怀疑态度，但只要试过，就会笃信不疑。前费城人队外野手恩迪·查维斯说："用了它，我感到精力更充沛了。"②

电是电子的流动。单向流动称为直流电，双向流动称为交流电。电子需要从原子中被排斥出才能流动。有些金属，如金、银和铜，很容易失去电子（因此是极好的导电体）。而其他金属，如钛，则能更紧密地保持住电子。不管是哪种金属，关于电的一个事实是清楚的：如果没有力的作用，电子是无法被排斥出来的，这种力通常以化学能（电池）或机械能（发电机）的形式存在。虽然钛和大多数金属一样，可以在一定

---

① Caplan regarding medical professionalism: Interview with Art Caplan, September 20, 2011.

② Titanium bracelets: L. Jenkins, "Is Your Bat Speed a Bit Off? Try a Titanium Necklace," *New York Times*, June 22, 2005.

程度上导电，但如果没有力的作用，就无法产生电能。如果没有这种力，钛项链就是惰性的；与佩戴木头或大蒜制成的项链没有什么区别。也许最令人惊奇的是，这些运动员定期爬进核磁共振成像仪做检查。这些机器中的磁铁产生的能量是地球磁场能量的 6 万倍。如果钛项链能唤起运动员们所说的那种能量，那么核磁共振成像仪就会让他们的脑袋炸开花。

钛项链可以在互联网上买到，价格约为 40 美元。

不幸的是，魔法思维并非无害，而是有代价的。卡普兰说："我不希望人们因为我把一只黑猫在他们眼前晃了晃，就到处说黑猫有治病的能力，"① 罗伯特·斯莱克在为《探索中心》撰写的文章中对此表示赞同："医学知识的空白之处让我们担忧，但这空白不能用能量场、经络和占星术来填补，而只能通过在我们称之为科学的单一标准下有目标地追寻知识来填补。前进的路径是谨慎而有目的性地追求科学真理，即使这意味着放弃我们最浪漫的谬误。"②《银河系搭车客指南》的作者道格拉斯·亚当斯写道："看到花园很美还不够吗？还要相信底下有仙女？"

对科学盲甚至于科学否认主义的鼓励，可能会侵蚀患者对疾病的认知，使他们容易受到最差劲的江湖庸医的欺诈。

---

① Caplan regarding magical thinking：Interview with Art Caplan，September 20，2011.

② Slack regarding magical thinking：R. Slack，"Acupuncture：A Science-Based Assessment，" Center for Inquiry，2010.

结语

阿尔伯特·史怀哲与巫医：一则寓言

阿尔伯特·史怀哲是一位音乐家、哲学家、神学家和医生。1912年，他自费在非洲兰巴雷内（今加蓬）建立了一家诊所。九个月内，超过2 000名当地人前来就诊。史怀哲用奎宁为他们治疗疟疾，用洋地黄治疗心脏病，用洒尔佛散（第一种抗生素）治疗梅毒。当病人因疝气或腹部肿瘤前来就诊时，他会用氯仿麻醉，并用吗啡止痛。阿尔伯特·史怀哲将现代医学带到了非洲的一个小地方。

《疾病剖析》一书的作者诺曼·考辛斯和阿尔伯特·史怀哲相识时，两人都已是风烛残年。“在兰巴雷内的史怀哲医院的餐桌上，”考辛斯写道，“我曾冒昧地说，当地人很幸运，可以去史怀哲诊所看病，而不必依赖巫医的超自然疗法。史怀哲医生问我对巫医了解多少。我张口结舌。第二天，这位伟大的医生带我到附近丛林中的一片空地，把我介绍给一位年长的巫医。”

“接下来的两个小时，我们都站在一边观看，”考辛斯回忆道，“对于一些病人，巫医只是把草药放在一个牛皮纸袋里，然后指导病人使用。对另一些病人，他不给草药，而是在空气中挥洒咒语。第三类病人，他只是指着史怀哲医生，用低沉的声音跟他们说了几句话。”在回去的路上，史怀哲解释了他们的所见所闻。第一组病人病情轻微，可以自行痊愈，抑或现代医学可对其提供的帮助有限。第二组病人有心理问题，可用“非洲心理疗法”治疗。第三组病人患有疝气、宫外孕、肩膀脱臼或肿瘤：巫医无法治疗这些疾病，所以指点他们去找史怀哲医生。

史怀哲讲述了巫医的价值。他说："巫医成功的原因与我们其他人成功的原因相同。每个病人都有自己内在的医生。他们来找我们时并不知道这个真相。当我们给每个病人内在的医生一个工作的机会时，我们才能发挥最佳水平。"①

在加蓬，阿尔贝特·史怀哲的现代医学和巫医的古老医学都有自己的用武之地。史怀哲对可治疗的疾病提供具体的治疗方法，而巫医则在没有必要或没有其他方法的情况下提供安慰剂药物。两者都承认对方的价值。今天的主流疗法和替代疗法也是如此。两者都有自己的位置。当主流治疗师认为安慰剂效应微不足道时，当替代治疗师在应该给予救命药物却提供安慰剂时，当替代治疗师漫天要价时，当替代治疗师宣传自己的疗法完全无害时，当我们处在危急之中，替代治疗师却在宣扬魔法思维和科学否认主义时，就出了问题。

作为消费者，我们负有一定的责任。如果我们要做出与自己健康相关的决定，就需要确保不会被谬误所影响；具体来说，我们不该因为厌倦了常规医学而对替代医学网开一面；也不该因为被天然、有机、抗氧化等营销术语所诱惑而购买产品；我们不该听信不值得信任的名人；或者因为我们急于为自己和孩子找到救命稻草而做出仓促和盲目的决定；或者落入那些以巧言令色掩盖其假冒伪劣的治疗师的陷阱。我们需要做的，是关注科学研究的质量。在缺乏研究结果的领域，坚持要求进行科学研究。否则，我们将继续被那些虚幻的疗法所欺骗。

与健康相关的决策是一项重大责任。要作决策，就必须认真对待。否则，我们将违背医学最基本的原则：首先，不要伤害。

① Norman Cousins and Albert Schweitzer: Cousins, *Anatomy*, 76-78.

致 谢

我要对盖尔·罗斯表示感谢，他帮助我理清思绪；感谢盖尔·温斯顿的智慧、幽默、医学视角和纯熟的编辑技巧；感谢埃里卡·德沃尔德对研究的协助；感谢彼得·亚当森、杰夫·伯格尔森、莎拉·埃鲁斯、梅丽莎·凯图蒂、格雷斯·李、丹·李、埃德·米尔德、朱丽叶·米尔德、菲莉丝·米尔德、夏洛特·莫泽、邦妮·奥菲特、艾米莉·奥菲特、唐·米切尔、安妮·赖利、贾森·施瓦茨、克斯滕·蒂斯尔和特琳·措德罗斯对手稿的仔细阅读；还要感谢彼得·亚当森、卡罗尔·贝克、斯蒂芬·巴雷特、阿特·卡普兰、安妮·格什恩、珍宁·格拉夫、彼得·巴顿·哈特、约翰·马里斯、艾米莉·罗莎、琳达·罗莎、拉里·萨尔纳、吉恩·夏皮罗和艾莉森·辛格的专业知识。

参考书目

Alcabes, Philip. *Dread: How Fear and Fantasy Have Fueled Epidemics from the Black Death to Avian Flu*. New York: Public Affairs, 2009.

Anderson, Ann. *Snake Oil, Hustlers and Hambones: The American Medicine Show*. Jefferson, North Carolina: McFarland & Company, 2000.

Anonymous. *Nostrums and Quackery: Articles on the Nostrum Evil and Quackery Reprinted, with Additions and Modifications, from the Journal of the American Medical Association*. Chicago: American Medical Association Press, 1912.

Barrett, Stephen. *Health Schemes, Scams, and Frauds*. Mount Vernon: Consumer Reports Books, 1990.

Barrett, Stephen, and William T. Jarvis (eds.). *The Health Robbers: A Close Look at Quackery in America*. Buffalo: Prometheus Books, 1993.

Barrett, Stephen, and Victor Herbert. *The Vitamin Pushers: How the "Health Food" Industry is Selling America a Bill of Goods*. Amherst, New York: Prometheus Books, 1994.

Barrett, Stephen, William London, Robert Bartz, and Manfred Kroger (eds.). *Consumer Health: A Guide to Intelligent Decisions*. New York: McGraw-Hill, 2007.

Bausell, R. Barker. *Snake Oil Science: The Truth About Complementary and Alternative Medicine*. Oxford: Oxford University Press, 2007.

Bean, Constance A., and Lesley A. Fein. *Beating Lyme: Understanding and Treating This Complex and Often Misdiagnosed Disease.* New York: AMACOM, 2008.

Benedetti, Paul, and Wayne MacPhail. *Spin Doctors: The Chiropractic Industry Under Examination.* Toronto: Dundurn Press, 2002.

Benedetti, Fabrizio. *Placebo Effects: Understanding the Mechanisms in Health and Disease.* Oxford: Oxford University Press, 2009.

Brock, Pope. *Charlatan: America's Most Dangerous Huckster, The Man Who Pursued Him, and the Age of Flimflam.* New York: Three Rivers Press, 2008.

Buhner, Steven H. *Healing Lyme: Natural Healing and Prevention of Lyme Borreliosis and Its Coinfections.* Silver City, New Mexico: Raven Press, 2005.

Butler, Kurt. *A Consumer's Guide to "Alternative Medicine": A Close Look at Homeopathy, Acupuncture, Faith-Healing, and Other Unconventional Treatments.* Amherst, New York: Prometheus Books, 1992.

Buttar, Rashid A. *The 9 Steps to Keep the Doctor Away: Simple Actions to Shift the Body and Mind to Optimal Health for Greater Longevity.* Lake Tahoe, Nevada: GMEC Publishing, 2010.

Carroll, Robert Todd. *The Skeptic's Dictionary: A Collection of Strange Beliefs, Amusing Deceptions & Dangerous Delusions.* Hoboken: John Wiley & Sons, 2003.

Chopra, Deepak. *Quantum Healing: Exploring the Frontiers of Mind/Body Medicine.* New York: Bantam Books, 1989.

Chopra, Deepak. *Perfect Weight: The Complete Mind/Body Program for Achieving and Maintaining Your Ideal Weight.* New York: Three Rivers Press, 1991.

Chopra, Deepak. *Ageless Body, Timeless Mind: The Quantum Alternative to Growing Old.* New York: Three Rivers Press, 1993.

Chopra, Deepak. *Creating Affluence: The A-to-Z Steps to a Richer Life.* San Rafael, California: Amber-Allen Publishing, 1993.

Chopra, Deepak. *The Seven Spiritual Laws of Success: A Practical Guide to the*

Fulfillment of Your Dreams. San Rafael, California: Amber-Allen Publishing, 1994.

Chopra, Deepak. *The Path to Love: Spiritual Strategies for Healing*. New York: Three Rivers Press, 1997.

Chopra, Deepak, and David Simon. *Grow Younger, Live Longer: 10 Steps to Reverse Aging*. New York: Three Rivers Press, 2001.

Chopra, Deepak. *The Book of Secrets: Unlocking the Hidden Dimensions of Your Life*. New York: Three Rivers Press, 2004.

Chopra, Deepak. *Reinventing the Body, Resurrecting the Soul: How to Create a New You*. New York: Three Rivers Press, 2009.

Clark, Hulda Regehr. *The Cure for All Cancers*. Chula Vista, California: New Century Press, 1993.

Clark, Hulda Regehr. *The Cure for HIV and AIDS*. Chula Vista, California: New Century Press, 1993.

Clark, Hulda Regehr. *The Cure for All Diseases*. Chula Vista, California: New Century Press, 1995.

Cousins, Norman. *Anatomy of an Illness*. New York: W. W. Norton & Company, 1979.

Cousins, Norman. *Head First: The Biology of Hope and the Healing Power of the Human Spirit*. New York: Penguin Books, 1989.

Cramp, Arthur (ed.). *Nostrums and Quackery: Articles on the Nostrum Evil, Quackery and Allied Matters Affecting the Public Health: Reprinted With or Without Modifications from The Journal of the American Medical Association*, Volume II. Chicago: American Medical Association Press, 1921.

Diamond, John. *Snake Oil and Other Preoccupations*. London: Vintage, 2001.

Elias, Thomas D. *The Burzynski Breakthrough*. Nevada City, California: Lexikos, 2001.

Ernst, Edzard (ed.). *Healing, Hype, or Harm? A Critical Analysis of Complementary or Alternative Medicine.* Charlottesville: Societas, 2008.

Evans, R. L. and I. M. Berent. *Drug Legalization: For and Against.* La Salle, Illinois: Open Court, 1992.

Fishbein, Morris. *The Medical Follies.* New York: Boni and Liveright, 1925.

Fishbein, Morris. *The New Medical Follies.* New York: Boni and Liveright, 1927.

Fishbein, Morris. *Fads and Quackery in Healing: An Analysis of the Foibles of the Healing Cults, with Essays on Various Other Peculiar Notions in the Health Field.* New York: Blue Ribbon Books, 1932.

Fonorow, Owen. *Practicing Medicine Without a License? The Story of the Linus Pauling Therapy for Heart Disease.* Lulu. com, 2008.

Food Protection Committee, Food and Nutrition Board, National Academy of Sciences, National Research Council. *Toxicants Occurring Naturally in Foods.* Washington, D. C.: National Academy of Sciences Press, 1966.

Frazier, Kendrick (ed.). *Science Under Siege: Defending Science, Exposing Pseudoscience.* Amherst, New York: Prometheus Books, 2009.

Goertzel, Ted, and Ben Goertzel. *Linus Pauling: A Life in Science and Politics.* New York: Basic Books, 1995.

Goldacre, Ben. *Bad Science.* London: Harper Collins *Publishers*, 2008.

Hager, Thomas. *Force of Nature: The Life of Linus Pauling.* New York: Simon & Schuster, 1995.

Hager, Thomas. *Linus Pauling and the Chemistry of Life.* Oxford: Oxford University Press, 1998.

Harrington, Anne (ed.). *The Placebo Effect: And Interdisciplinary Exploration.* Cambridge: Harvard University Press, 1997.

Hawkins, David, and Linus Pauling. *Orthomolecular Psychiatry: Treatment of Schizophrenia.* San Francisco: W. H. Freeman and Company, 1973.

Helfand, William H. *Quack, Quack, Quack: The Sellers of Nostrums in Prints, Posters, Ephemera & Books.* New York: The Grolier Club, 2002.

Herbert, Victor. *Nutrition Cultism: Facts and Fictions.* Philadelphia: George F. Stickley Company, 1980.

Herbert, Victor, and Stephen Barrett. *Vitamins and "Health" Foods: The Great American Hustle.* Philadelphia: George F. Stickley Company, 1981.

Hoffer, Abram, and Linus Pauling. *Healing Cancer: Complementary Vitamin and Drug Treatments.* Toronto: CCNM Press, 2004.

Hood, Bruce. *The Science of Superstition: How the Developing Brain Creates Supernatural Beliefs.* New York: Harper Collins, 2009.

Hurley, Dan. *Natural Causes: Death, Lies, and Politics in America's Vitamin and Herbal Supplement Industry.* New York: Broadway Books, 2006.

Jacoby, Susan. *Never Say Die: The Myth and Marketing of the New Old Age.* Boulder, New York: Pantheon Books, 2011.

Jameson, Eric. *The Natural History of Quackery.* Springfield, Illinois: Charles C. Thomas, 1961.

Jepson, Bryan. *Changing the Course of Autism: A Scientific Approach for Parents and Physicians.* Boulder, Colorado: Sentinent Publishing, 2007.

Jesson, Lucinda, and Stacey Tovino. *Complementary and Alternative Medicine and the Law.* Durham: Carolina Academic Press, 2010.

Johnston, Robert (ed.). *The Politics of Healing: Histories of Alternative Medicine in Twentieth-Century North America.* New York: Routledge, 2004.

Juhne, Eric S. *Quacks and Crusaders: The Fabulous Careers of John Brinkley, Norman Baker, & Harry Hoxsey.* Lawrence: University Press of Kansas, 2002.

Kabat, Geoffrey C. *Hyping Health Risks: Environmental Hazards in Daily Life and the Science of Epidemiology.* New York: Columbia University Press, 2011.

Kalichman, Seth. *Denying AIDS: Conspiracy Theories, Pseudoscience, and Human*

Tragedy. New York: Copernicus Books, 2009.

Kennedy, Dan S., and Chip Kessler. *Making Them Believe: How One of America's Legendary Rogues Marketed "The Goat Testicles Solution" and Made Millions*. Garden City, New York: Glazer-Kennedy Publishing, 2010.

Kradin, Richard. *The Placebo Response and the Power of Unconscious Healing*. New York: Routledge, 2008.

Lee, R. Alton. *The Bizarre Careers of John R. Brinkley*. Lexington: The University Press of Kentucky, 2002.

Lefkowitz, L. J., Attorney General, State of New York, by D. K. McGivney, Esq., Appendix on Appeal "In the Matter of Joseph Hofbauer", State of New York Supreme Court, Appellate Division, Third Judicial Department, Index No. N-46-1164-77, May 17, 1978, A-1 to A1610.

Lerner, Barron. *When Illness Goes Public: Celebrity Patients and How We Look at Medicine*. Baltimore: Johns Hopkins University Press, 2006.

Marinacci, Barbara (ed.). *Linus Pauling in His Own Words: Selections from His Writings, Speeches, and Interviews*. New York: Simon & Schuster, 1995.

Mead, Clifford, and Thomas Hager (eds.). *Linus Pauling: Scientist and Peacemaker*. Corvallis: Oregon State University Press, 2001.

McCarthy, Jenny. *Mother Warriors: A Nation of Parents Healing Autism Against All Odds*. New York: Plume, 2008.

McCarthy, Jenny, and Jerry Kartzinel. *Healing and Preventing Autism: A Complete Guide*. New York: Plume, 2010.

McCoy, Bob. *Quack! Tales of Medical Fraud from the Museum of Questionable Medical Devices*. Santa Monica: Santa Monica Press, 2000.

McFadzean, Nicola. *The Lyme Diet: Nutritional Strategies for Healing Lyme Disease*. San Diego, California: Legacy Line Publishing, 2010.

McNamara, Brooks. *Step Right Up*. Jackson, University of Mississippi Press, 1995.

Modde, Peter J. *Chiropractic Malpractice.* Columbia, Maryland: Henrow Press, 1985.

Mooney, Chris, and Sheril Kirshenbaum. *Unscientific America: How Scientific Illiteracy Threatens Our Future.* New York: Basic Books, 2009.

Newton, David E. *Linus Pauling: Scientist and Advocate.* New York: Facts on File, 1994.

Northrup, Christiane. *The Wisdom of Menopause: Creating Physical and Emotional Health During the Change.* New York: Bantam Dell, 2006.

Northrup, Christianne. *Women's Bodies, Women's Wisdom: Creating Physical and Emotional Health and Healing.* New York: Bantam Books, 2010.

Offit, Paul. *Autism's False Prophets: Bad Science, Risky Medicine, and the Search for a Cure.* New York: Columbia University Press, 2008.

Offit, Paul. *Deadly Choices: How the Anti-Vaccine Movement Threatens Us All.* New York: Basic Books, 2011.

Park, Robert. *Voodoo Science: The Road from Foolishness to Fraud.* Oxford: Oxford University Press, 2000.

Park, Robert. *Superstition: Belief in the Age of Science.* Princeton: Princeton University Press, 2008.

Pauling, Linus. *Vitamin C and the Common Cold.* San Francisco: W. H. Freeman and Company, 1970.

Pauling, Linus. *Vitamin C, the Common Cold, and the Flu.* San Francisco: W. H. Freeman and Company, 1976.

Pauling, Linus and Ewan Cameron (eds.). *Cancer and Vitamin C: A Discussion of the Nature, Causes, Prevention, and Treatment of Cancer with Special Reference to the Value of Vitamin C.* Philadelphia: Camino Books, 1979 (updated 1993).

Pauling, Linus. *How to Live Longer and Feel Better.* Corvallis: Oregon State University Press, 1986.

Perper, Joshua, and Stephen Cina. *When Doctors Kill: Who, Why, and How.* New York: Copernicus Books, 2010.

Piazza, Gail, and Laura Piazza. *Recipes for Repair: A Lyme Disease Cookbook.* Sunapee, New Hampshire: Peconic Publishing, 2010.

Pierce, Charles. *Idiot America: How Stupidity Because a Virtue in the Land of the Free.* New York: Anchor Books, 2009.

Plotkin, Stanley A., Walter A. Orenstein, and Paul A. Offit, eds. *Vaccines*, 6th ed. Philadelphia: Saunders, 2012.

Porter, Roy. *Quacks: Fakers & Charlatans in Medicine.* Gloucestershire, England: Tempus, 2003.

Randi, James. *Flim-Flam: Psychics, ESP, Unicorns and Other Delusions.* Amherst, New York: Prometheus Books, 1982.

Randi, James. *The Faith Healers.* Amherst, New York: Prometheus Books, 1989.

Randi, James. *An Encyclopedia of Claims, Frauds, and Hoaxes of the Occult and Supernatural.* New York: St. Martin's Griffin, 1995.

Roizen, Michael F., and Mehmet C. Oz. *You, the Owner's Manual: An Insider's Guide to the Body That Will Make You Healthier and Younger.* New York: Collins, 2005.

Roizen, Michael F., and Mehmet C. Oz. *You Staying Young: The Owner's Manual for Extending Your Warranty.* New York: Free Press, 2007.

Roizen, Michael F., and Mehmet C. Oz. *You Being Beautiful: The Owner's Manual to Inner and Outer Beauty.* New York: Free Press, 2008.

Roizen, Michael F., and Mehmet C. Oz. *You Having a Baby: The Owner's Manual to a Happy and Healthy Pregnancy.* New York: Free Press, 2009.

Roizen, Michael F., and Mehmet C. Oz. *You Raising Your Child: The Owner's Manual from First Breath to First Grade.* New York: Free Press, 2010.

Rosner, Bryan. *The Top 10 Lyme Disease Treatments: Defeat Lyme Disease with the*

Best of Conventional and Alternative Medicine. South Lake Tahoe, California: BioMed Publishing Group, 2007.

Rosner, Bryan. *Lyme Disease and Rife Machines*. http://lymebook.com, 2007.

Schwarcz, Joe. *Radar, Hula Hoops, and Playful Pigs: 67 Digestible Commentaries on the Fascinating Chemistry of Everyday Food & Life*. Toronto: ECW Press, 1999.

Schwarcz, Joe. *The Fly in the Ointment: 70 Fascinating Commentaries on the Science of Everyday Food & Life*. Toronto: ECW Press, 2004.

Schwarcz, Joe. *Let Them Eat Flax: 70 All-New Commentaries on the Science of Everyday Food & Life*. Toronto: ECW Press, 2005.

Schwarcz, Joe. *Brain Fuel: 199 Mind-Expanding Inquiries into the Science of Everyday Life*. Scarborough, Ontario: Doubleday Canada, 2008.

Schwarcz, Joe. *Science, Sense and Nonsense: 61 Nourishing, Healthy, Bunk-Free Commentaries on the Chemistry That Affects Us All*. Scarborough, Ontario: Doubleday Canada, 2009.

Serafini, Anthony. *Linus Pauling: A Man and His Science*. Lincoln, Nebraska: toExcel Press, 1989.

Shapiro, Arthur, and Elaine Shapiro. *The Powerful Placebo: From Ancient Priest to Modern Physician*. Baltimore: The Johns Hopkins University Press, 1997.

Shapiro, Rose. *Suckers: How Alternative Medicine Makes Fools of Us All*. London: Harvill Secker, 2008.

Sherrow, Victoria. *Linus Pauling: Investigating the Magic Within*. Austin: Raintree Steck-Vaughn Publishers, 1997.

Silver, Lee M. *Challenging Nature: The Clash Between Biotechnology and Spirituality*. New York: Ecco, 2006.

Singh, Simon, and Edzard Ernst. *Trick or Treatment: The Undeniable Facts About Alternative Medicine*. New York: W. W. Norton, 2008.

Singleton, Kenneth B. *The Lyme Disease Solution*. Charleston, South Carolina:

BookSurge Publishing, 2008.

Siri, Ken, and Tony Lyons. *Cutting-Edge Therapies for Autism*: 2010 – 2011. New York: Skyhorse Publishing, 2010.

Smith, Ralph Lee. *The Health Hucksters*. New York: Thomas Y. Crowell Co., 1960.

Somers, Suzanne. *The Sexy Years: Discover the Hormone Connection: The Secret to Fabulous Sex, Great Health, and Vitality, for Women and Men*. New York: Three Rivers Press, 2004.

Somers, Suzanne. *Slim & Sexy Forever: The Hormone Solution for Permanent Weight Loss and Optimal Living*. New York: Three Rivers Press, 2005.

Somers, Suzanne. *Ageless: The Naked Truth About Bioidentical Hormones*. New York: Three Rivers Press, 2006.

Somers, Suzanne. *Breakthrough: Eight Steps to Wellness: Life-Altering Secrets from Today's Cutting-Edge Doctors*. New York: Three Rivers Press, 2008.

Somers, Suzanne. *Knockout: Interviews with Doctors Who Are Curing Cancer and How to Prevent Getting It in the First Place*. New York: Crown Publishing Group, 2009.

Somers, Suzanne. *Sexy Forever: How to Fight Fat After Forty: Shed the Toxins, Shed the Fat*. New York: Crown Archetype, 2010.

Specter, Michael. *Denialism: How Irrational Thinking Hinders Scientific Progress, Harms the Planet, and Threatens Our Lives*. New York: The Penguin Press, 2009.

Starr, Paul. *The Social Transformation of American Medicine*. New York: Basic Books, 1982.

Stoddard, George D. "*Krebiozen*": *The Great Cancer Mystery*. Boston: The Beacon Press, 1955.

Stone, Irwin. *The Healing Factor: Vitamin C Against Disease*. New York: Grosset & Dunlap, 1972.

Storl, Wolf D. *Healing Lyme Disease Naturally: History, Analysis, and Treatments.* Berkeley, California: North Atlantic Books, 2010.

Strasheim, Connie. *Insights Into Lyme Disease Treatment: 13 Lyme Literate Health Care Practitioners Share Their Healing Strategies.* South Lake Tahoe, California: BioMed Publishing Group, 2009.

Tallis, Raymond. *Hippocratic Oaths: Medicine and Its Discontents.* London: Atlantic Books, 2005.

Thompson, W. Grant. *The Placebo Effect and Health: Combining Science and Compassionate Care.* Amherst, New York: Prometheus Books, 2005.

Wanjek, Christopher. *Bad Medicine: Misconceptions and Misuses Revealed, from Distance Healing to Vitamin O.* Hoboken: John Wiley & Sons, 2003.

Weil, Andrew. *Health and Healing.* Boston: Houghton Mifflin, 1983.

Weil, Andrew. *Natural Health, Natural Medicine: The Complete Guide to Wellness and Self-Care for Optimum Health.* Boston: Houghton Mifflin, 1995.

Weil, Andrew. *Spontaneous Healing: How to Discover and Enhance Your Body's Natural Ability to Maintain and Heal Itself.* New York: Balantine Books, 1995.

Weil, Andrew. *8 Weeks to Optimum Health: A Proven Program for Taking Full Advantage of Your Body's Natural Healing Power.* New York: Alfred A. Knopf, 1997.

Weil, Andrew. *Healthy Aging: A Lifelong Guide to Your Well-Being.* New York: Anchor Books, 2005.

Weil, Andrew. *You Can't Afford to Get Sick: Your Guide to Optimum Health and Health Care.* New York: Plume, 2009.

Wheen, Francis. *How Mumbo Jumbo Conquered the World: A Short History of Modern Delusions.* New York: Public Affairs, 2004.

White, Florence Meiman. *Linus Pauling: Scientist and Crusader.* New York: Walker and Company, 1980.

Wright, Jonathan V., and Lane Lenard. *Stay Young and Sexy with Bioidentical Hormone Replacement: The Science Explained.* Petaluma, California: Smart Publications, 2010.

Young, John Harvey. *The Medical Messiahs: A Social History of Health Quackery in Twentieth-Century America.* Princeton: Princeton University Press, 1967.

Young, John Harvey. *The Toadstool Millionaires: A Social History of Patent Medicines in America Before Federal Regulation.* Princeton: Princeton University Press, 1972.

Young, John Harvey. *American Health Quackery.* Princeton: Princeton University Press, 1992.

图字:09－2024－0652 号

图书在版编目(CIP)数据

你相信魔法吗?：替代医疗的故事 /（美）保罗·奥菲特（Paul A. Offit）著；周严译. -- 上海：上海译文出版社，2025. 5. --（译文科学）. -- ISBN 978-7-5327-9827-8

Ⅰ. R-49

中国国家版本馆 CIP 数据核字第 2025F3G383 号

你相信魔法吗?
[美]保罗·奥菲特 著　周严 译
责任编辑/张吉人　装帧设计/柴昊洲

上海译文出版社有限公司出版、发行
网址：www. yiwen. com. cn
201101　上海市闵行区号景路 159 弄 B 座
上海颛辉印刷厂有限公司印刷

开本 890×1240　1/32　印张 7.75　插页 3　字数 158,000
2025 年 5 月第 1 版　2025 年 5 月第 1 次印刷
印数：0,001—6,000 册

ISBN 978－7－5327－9827－8
定价：58.00 元